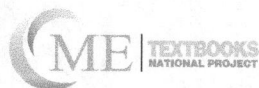

ME TEXTBOOKS NATIONAL PROJECT | 国家级继续医学教育项目教材

U0660597

呼吸病学新进展

顾　　问　翁心植　罗慰慈　朱元珏　于润江　邓伟吾
　　　　　刘又宁　何权赢

名誉主编　钟南山

主　　编　王　辰

副 主 编　康　健　徐永健　代华平

编　　委　（按姓氏笔画排序）
　　　　　王　辰　　王秋月　　王浩彦　　方保民　　田欣伦
　　　　　代华平　　刘辉国　　孙　兵　　孙永昌　　李　洁
　　　　　李时悦　　李海潮　　谷　丽　　胡成平　　施　毅
　　　　　徐永健　　徐作军　　康　健　　谢万木　　解立新
　　　　　熊维宁

中华医学电子音像出版社
CHINESE MEDICAL MULTIMEDIA PRESS
北　京

图书在版编目（CIP）数据

呼吸病学新进展／王辰主编. —北京：中华医学电子音像出版社，2015.6
ISBN 978-7-83005-023-8

Ⅰ. ①呼… Ⅱ. ①王… Ⅲ. ①呼吸系统疾病-诊疗 Ⅳ. ①R56

中国版本图书馆 CIP 数据核字（2015）第 093306 号

网址：www.cma-cmc.com.cn（出版物查询、网上书店）

国家级继续医学教育项目教材
呼吸病学新进展

主　　编：王　辰
策划编辑：冯晓冬　史仲静
责任编辑：史仲静　裴　燕
文字编辑：孙艺倩
校　　对：刘　丹
责任印刷：李振坤
出 版 人：史　红
出版发行：中华医学电子音像出版社
通信地址：北京市东城区东四西大街 42 号中华医学会 121 室
邮　　编：100710
E - mail：cma-cmc@cma.org.cn
购书热线：010-85158544
经　　销：新华书店
印　　刷：北京京华虎彩印刷有限公司
开　　本：889mm×1194mm　1/16
印　　张：8.125
字　　数：200 千字
版　　次：2015 年 6 月第 1 版　　2017 年 9 月第 3 次印刷
定　　价：50.00 元

内容提要

为了促进我国呼吸医师能够及时追踪到国际呼吸疾病的诊治进展，规范疾病诊疗措施。本书结合近年来呼吸疾病诊疗技术的发展主要介绍了肺动脉高压、深静脉血栓栓塞症、间质性肺疾病、多耐药社区获得性肺炎、感染中毒性休克、肺癌等呼吸相关疾病的诊疗方法。重点强调临床诊疗的规范化、个体化、科学化、最优化，注重实用性和可操作性，贴近临床，便于读者理解和掌握。

全国继续医学教育委员会文件

全继委办发 [2006]06 号

关于推荐学习
《国家级继续医学教育项目教材》的通知

各省、自治区、直辖市继续医学教育委员会：

　　为适应我国卫生事业发展和"十一五"期间继续医学教育工作需要，开展内容丰富、形式多样、高质量的继续医学教育活动，全国继续医学教育委员会同意中华医学会编写《国家级继续医学教育项目教材》。《国家级继续医学教育项目教材》是从每年的国家级继续医学教育项目中遴选，经近千名医学专家重新组织编写而成。《国家级继续医学教育项目教材》按学科编辑成册，共32分册，于2006年4月陆续与读者见面。

　　《国家级继续医学教育项目教材》主要是提供通过自学进行医学知识更新的系列学习教材，该教材包括文字教材和光盘，主要反映本年度医学各学科最新学术成果和研究进展。教材侧重最新研究成果，对医疗、教学和科研具有较强的指导性和参考性。它的出版为广大卫生技术人员特别是边远地区的卫生技术人员提供了共享医学科技进展的平台。

　　请各省、区、市继续医学教育委员会根据实际情况协助做好教材的宣传、组织征订和相关培训工作。

全国继续医学教育委员会办公室（代章）

二〇〇六年七月十八日

抄送：各省、自治区、直辖市卫生厅局科教处，新疆生产建设兵团卫生局科教处

中华医学会函（笺）

医会音像函［2006］80 号

中华医学会关于转发全国继续医学教育委员会"关于推荐学习《国家级继续医学教育项目教材》的通知"的 函

：

现将卫生部全国继续医学教育委员会办公室"关于推荐学习《国家级继续医学教育项目教材》的通知"转发给你们。

《国家级继续医学教育项目教材》系中华医学会接受全国继续医学教育委员会委托，与全国继续医学教育委员会联合编辑出版，是由各学科知名专家在国家级继续医学教育项目基础上按学科系统重新编撰的，反映医学各学科最新学术成果和研究进展的，集权威性、先进性、实用性为一体的继续医学教育教材，对医疗、教学和科研具有较强的指导性和参考价值。该出版物已被新闻出版总署列入"十一五"国家重点出版物出版规划（新出音［2006］817 号）。

请各地方医学会和各专科分会根据实际情况协助做好教材的组织征订和相关培训工作。

特此函告。

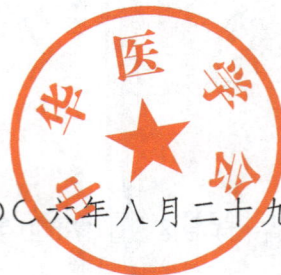

二〇〇六年八月二十九日

出 版 说 明

医疗卫生事业发展是提高人民健康水平的必然要求，医药卫生人才建设是推进医疗卫生事业改革发展、维护人民健康的重要保障。国家卫生和计划生育委员会《医药卫生中长期人才发展规划（2011—2020 年）》要求全国卫生技术人员继续医学教育覆盖率达到 80%，因此，继续医学教育作为全国医药卫生人员毕业后业务再提高的重要方式任重道远。

《国家级继续医学教育项目教材》（以下简称《教材》）在 2005 年经国家卫生和计划生育委员会科教司、全国继续医学教育委员会批准，由全国继续医学教育委员会和中华医学会共同组织编写。该《教材》具有以下特点：一是权威性，由全国众多在本学科领域内知名的院士和专家撰写；二是具有很强的时效性，反映了经过实践验证的最新研究成果；三是强调实用性、指导性和可操作性，能够直接应用于临床；四是全面、系统，以综述为主，能代表相关学科的学术共识，而非某些专家的个人观点。

"十一五"期间，《教材》在最短的时间内启动了策划、编辑制作、学术推广等工作，自 2006 年以来已出版 60 余分册，涉及近 40 个学科，总发行量 80 余万册。综观《教材》，每一册都是众多知名专家智慧的结晶，其科学、实用的内容得到了广大医务工作者的欢迎和肯定，被全国继续医学教育委员会和中华医学会共同列为国家继续医学教育惟一推荐教材，同时被国家新闻出版广电总局定为"十一五""十二五"国家重点出版物。本套教材的编辑出版得到了国家卫生和计划生育委员会科教司、全国继续医学教育委员会和中华医学会各级领导以及众多专家的支持和关爱，在此一并表示感谢！

限于编写时间紧迫、经验不足，本套系列教材会有很多不足之处，真诚希望广大读者谅解并提出宝贵意见，我们将在再版时加以改正。

《国家级继续医学教育项目教材》 编委会

目 录

新发呼吸道传染病和病毒性肺炎的识别与处理

第 1 章

谷 丽 首都医科大学附属北京朝阳医院
王 辰 中日医院

可引起病毒性肺炎的呼吸道病毒包括 30 多种，随着人类活动范围的不断扩大以及社会与地理生态环境的不断变化，近 10 年来新型呼吸道病毒不断增加，如 2003 年严重急性呼吸综合征（severe acute respiratory syndrome，SARS）冠状病毒，2009 年新型甲型 H1N1 流感病毒，2012 年 6 月中东地区出现的中东呼吸综合征（middle east respiratory syndrome，MERS）冠状病毒以及人感染禽流感病毒，1997 年开始出现的高致病性 H5N1 禽流感病毒和 2013 年中国出现的 H7N9 禽流感病毒，这些病毒具有易变性、传播能力强等特征，成为新发呼吸道传染病的主要病原体。若出现肺炎则病死率高，对人类社会造成广泛的威胁和巨大的经济损失，因此临床医生早期识别和早期治疗对于降低疾病的播散和病死率非常重要。但是目前存在的问题是临床医师对病毒性肺炎的认识不足，缺乏高特异性的临床鉴别诊断指标，而且医院普遍没有开展实验室诊断方法，因此本文对现有的相关文献进行总结，以提高临床医生对病毒性肺炎的甄别能力和重症患者的救治能力。病毒性肺炎的临床识别须注意以下几方面的内容。

一、流行病学特征

1. 季节性 病毒性肺炎一年四季均可发病，每种病毒均有流行季节，但以冬春季节多见，可散发、小流行或大流行。如流感病毒在冬季为高峰季节，腺病毒常常在每年流感季节后及每年 3 至 5 月份出现，鼻病毒在秋季和春季流行，呼吸道合胞病毒通常在每年的深秋流行。

2. 聚集性 新发呼吸道传染病有的具有聚集性特征，通常指在 2 周内，在某个相对集中的区域（如学校、医院、家庭、社区、办公室、建筑工地等集体单位）内同时或相继出现 3 例及以上相同的临床表现，这类疾病可能是传染病，包括新发传染病。

3. 传播体征

（1）大多数呼吸道病毒是通过呼吸道飞沫进行人–人直接的传番，也可通过眼、鼻、口腔等黏膜直接或间接接触传播。感染者是主要的传染源，因此需要询问发病前是否有与类似呼吸道症状伴发热患者的接触史，或是否去过疫区，如 MERS 流行的中东国家。

（2）高致病性 H5N1 禽流感病毒主要感染禽类动物，尤其是散养家禽，这些感染的禽类大多发病或死亡，是主要的传染源，因此人类感染的主要途径是密切接触病死禽，危险行为包括宰杀、拔毛、加工被感染的禽类，少数情况下接触家禽的粪便也是一种传染来源。

（3）H7N9 禽流感病毒在禽间呈低致病或不致病状态，但却对人易感，因此，目前 H7N9 禽流感病毒的主要传染源为活禽市场环境、非致病状态禽类，主要感染途径是通过暴露于污染的环境导致感染，从事活禽交易的相关人员以及在活禽市场或在周边活动经历的人均可能被感染。禽流感病毒目前没有充足的人-人直接传播证据。

二、临床特征

几乎所有的呼吸道病毒感染所致的肺炎均表现为急性起病、高热伴咽痛、咳嗽、干咳或少量咳痰，往往有全身乏力、肌肉酸痛等流感样症状的表现，随着病程的发展，7 d左右逐渐出现呼吸困难。肺部影像学检查常常用于病毒性肺炎的鉴别。间质性肺浸润通常提示病毒性肺炎，而肺泡性浸润提示细菌感染。然而，细菌和病毒单独或混合感染可导致很多不同的影像学改变，这些改变仅在一些特殊病例中可以帮助确定肺炎的病原体。病毒性肺炎50%为多叶受累，在无任何细菌感染证据的成年人中，病毒性肺炎的胸部CT通常表现为树芽征、多灶性实变以及弥漫性毛玻璃样浸润影。病毒性肺炎白细胞计数正常或者偏低。C-反应蛋白（C-reaction protein，CRP）鉴别病毒和细菌感染的特异性较差，而降钙素原（procalcitonin，PCT）在细菌感染后6~12 h内升高，感染控制后每天降低1/2，肺炎患者PCT>0.5 μg/L，支持细菌感染，低于此值要考虑病毒感染的可能性。

三、病原学诊断

近年来，呼吸道病毒感染的诊断技术得到快速发展。这些方法可归结为4类：细胞培养法、直接镜检法、核酸检测法及血清学检测法。

1. 细胞培养法 细胞培养法一直被认为是分离和鉴定病毒的"金标准"。这种方法通过观察细胞的病变可同时检测多种不同的病毒，并有望发现未知病毒，获得毒株，研究其生理特性和致病机制。但是该方法需要的细胞种类多，需要5~7 d甚至更长时间，操作过程较为繁琐，不适用临床病毒学诊断。近年来，一些改良细胞培养法可以早期确定病毒种类，如应用病毒特异性单克隆抗体，可以检测病毒复制早期产生的病毒蛋白，确定病毒种类，平均时间为2~3 d，但是尽管如此，目前绝大多数医院难以开展此种诊断方法，尤其近10年在医院中多被分子诊断方法所替代。

2. 直接镜检法 直接镜检不需要等待病毒繁殖，属于快速检测法。临床标本经过简单的处理后可以直接在电镜下观察，寻找病毒颗粒，这种方法检测的敏感度低，当病毒颗粒浓度达到10^5~10^8时，应用电镜的方法才可以检测到。这种方法不需要特异性的病毒试剂，不存在交叉感染，可以在短时间内发现未知病毒，适应于应对出现的新病毒和生物恐怖事件。但是电镜难以在临床实验室普及，应用受到限制。

3. 核酸检测方法 核酸检测法是检测病毒保守的核酸序列，可以将病毒鉴定到种，比传统的病毒培养方法敏感3.8倍。临床实验室中应用最为广泛的是聚合酶链反应（polymerase chain reaction，PCR）和实时荧光定量PCR（real-time quantitative，PCR）技术。它们的原理相似，都是利用互补引物特异性指数扩增病毒基因组中的片段。核酸检测方法技术成熟，操作简单，需要的时间短，敏感性、特异性高，而且后者还可以对临床标本进行定量检测，因此最受临床诊断实验室青睐。临床中不同的急性呼吸道病毒感染的患者，往往表现相似的症状。多重PCR应运而生，一次PCR反应过程在一个临床标本中扩增多种病毒的基因组片段。尽管这样，很难实现高通量病毒鉴定，因此核酸的芯片技术逐渐发展成熟，可能将广泛应用于临床的诊断工作。全基因组的测序也可以监测病毒的突变重组乃至形成新的病毒型别，如2006年7月，中国陕西岐山县的一所中学 247 名学生感染了腺病毒，经过病毒的分离培养，最初认为是腺病毒 11a 型，经过全基因组测序，发现此病毒为腺病毒 11 型和 14 型的重组体，将其命名为 55 型。近年来，北京地区也分离得到了腺病毒 55 型，这种重组型病毒的临床表现更重，更容易引起重症腺病毒肺炎。

4. 血清学检测方法　该方法是检测血清病毒特异性抗体的诊断方法。宿主体内抗体的出现需要一定时间，在感染的初期很难检测到，所以血清学检测不适用于早期诊断，常常作为病毒诊断的辅助工具。有些病毒一旦感染后就会永久寄生在宿主体内，病毒核酸检测过于敏感，即使扩增结果阳性也未必代表患者处在某种病毒的急性感染期。从这个角度来讲，血清学检测更有说服力。这种方法主要检测的是体内产生的 IgG 和 IgM，当恢复期的 IgG 抗体滴度较急性期升高 4 倍或者以上时提示急性感染。然而，该方法仅作为一种回顾性诊断，对急性期的病原学诊断帮助不大。IgM 出现快，存在时间短，因此被认为是一种急性时相保护性抗体，检测阳性即代表近期急性感染。

虽然呼吸道病毒的诊断技术不断发展，但在国内病毒检测技术普及度低，适合在医院临床病毒室中开展的技术将成为病毒诊断技术的发展趋势。

四、病毒性肺炎的发病率和病原学分布启示

（一）儿童

9 项包括 4 297 例儿童社区获得性肺炎（community acquired pneumonia，CAP）的研究发现，采用 PCR 方法，病毒性肺炎占 46%（43%～69%），其中呼吸道合胞病毒占 11%，流感病毒占 10%，副流感病毒占 8%，腺病毒占 3%。总体上，呼吸道合胞病毒乃是儿童的主要致病病毒，是重症肺炎的主要病原体。

因 CAP 住院的儿童中还有 10% 是人类偏肺病毒感染，其中 <12 个月的婴儿发病率最高，达 44%。一项来自泰国 <5 岁幼儿的研究指出，人类博卡病毒继鼻病毒和呼吸道合胞病毒之后，发病率排第 3，占所有病例的 12%。虽然人类博卡病毒在肺炎中的作用乃未澄清，血清学研究证据表明它是人类感染的病原体之一。尽管腺病毒肺炎发病率为 1%～2%，但是由于可发生严重的坏死性肺炎，尤其是血清型 3、7、14，因此识别腺病毒肺炎也非常重要。

（二）成人

国外 10 项成年人 CAP 研究发现，采用 PCR 方法研究，22% 患者有病毒感染证据，病毒性肺炎占已知病原体的第 3 位。流感病毒感染占 8%，呼吸道合胞病毒占 3%，副流感病毒占 2%，腺病毒占 2%。北京市朝阳医院的研究发现主要病毒类型为流感病毒、副流感病毒、腺病毒和人偏肺病毒，腺病毒肺炎占 5%，其中 55 型占 43.8%。

来自美国和中国香港的调查均显示：老年住院 CAP 患者多合并各种基础病，2%～9% 为病毒性肺炎，呼吸道合胞病毒感染和高病死率相关。

（三）病毒和细菌共感染

目前病毒和细菌的相互作用在肺炎发病机制的作用引起了大家的关注。一种被大家普遍接受的假设是病毒感染后继发细菌感染。通过重新评价 1918、1957、1958 年流感大流行资料，发现流行期间部分死亡原因可能为继发的细菌感染。2009 年甲型 H1N1 流感病毒感染者，4%～24% 的病例继发细菌感染。研究显示混合细菌能诱导更严重的炎症反应，临床表现比单独的细菌或病毒感染更严重。流感病毒和金黄色葡萄球菌混合感染能导致儿童和成年人出现严重致命性肺炎。成年

人中，鼻病毒-肺炎链球菌肺炎和流感病毒-细菌性肺炎混合共同感染与重症肺炎相关，增加了病死率。2009 年甲型 H1N1 流感病毒感染者的咽喉检测到肺炎链球菌与严重的疾病预后相关。

五、病毒性肺炎抗感染治疗

所有 CAP 患者，包括病毒感染者，是否均需要进行抗菌治疗？对于这一问题目前尚无清楚的共识。一些专家推荐所有的肺炎患者均应当接受抗菌治疗，因为除外细菌感染几乎不可能的。英国胸科协会推荐儿童轻症 CAP 患者如果有病毒感染可能，可以不予以抗感染治疗。

目前病毒性肺炎的抗病毒治疗证据是有限的，而且可选择的抗病毒药物有限，治疗经验非常少。除了神经氨酸酶（奥斯他韦、扎那米韦、帕拉米韦）在流感病毒性肺炎方面积累了较多经验外，其他呼吸道病毒的抗病毒治疗仅来自病例报道和病例分析。流感病毒感染后若在发病 48 h 内应用神经氨酸酶，病程平均缩短 0.5~2.5 h，对于住院的重症流感患者，即使发病超过 48 h，抗流感病毒治疗仍然能够降低病死率。利巴韦林有广谱的抗病毒作用，包括呼吸道合胞病毒、人类偏肺病毒、副流感病毒。利巴韦林雾化治疗由呼吸道合胞病毒导致的细支气管炎和肺炎的疗效中等。呼吸道合胞病毒、人类偏肺病毒、副流感病毒导致的重症肺炎患者可考虑静脉应用利巴韦林。小RNAs 等新型抗病毒药物正在研究中，用来治疗呼吸道合胞病毒。研究报道西多福韦成功用于治疗腺病毒、免疫缺陷腺病毒感染者。也有研究报道静脉应用利巴韦林联合免疫球蛋白成功治疗人类偏肺病毒感染。对于疱疹病毒肺炎，可以应用阿昔洛韦。

糖皮质激素在病毒性肺炎中的疗效仍有很大的争议，比较肯定的是其对于呼吸道合胞病毒感染是无效的。SARS 冠状病毒感染的 4 个临床试验认为糖皮质激素对机体是有伤害的。2009 年H1N1 流感患者有 1/3 应用大剂量的糖皮质激素，但是由于导致病毒排毒期延长或病死率增加并不被推荐，糖皮质激素同样也增加了 H5N1 禽流感病毒感染后的病死率。

参考文献

［1］Zhu Z, Zhang Y, Xu S, et al. Outbreak of acute respiratory disease in China caused by B2 species of adenovirus type 11. J Clin Microbiol, 2009, 47（3）：697-703.

［2］Cao B, Huang GH, Pu ZH, et al. Emergence of community acquired adenovirus type 55 as a cause of community-onset pneumonia. Chest, 2014（1）：79-86.

［3］Shun-Shin M, Thompson M, Heneghan C, et al. Neuraminidase inhibitors for treatment and prophylaxis of influenza in children: systematic review and meta-analysis of randomised controlled trials. BMJ, 2009, 339: b3172.

［4］Yu H, Liao Q, Yuan Y, et al. Effectiveness of oseltamivir on disease progression and viral RNA shedding in patients with mild pandemic 2009 influenza A H1N1: opportunistic retrospective study of medical charts in China. BMJ, 2010, 341: c4779.

［5］Hopkins P, McNeil K, Kermeen F, et al. Human metapneumovirus in lung transplant recipients and comparison to respiratory syncytial virus. Am J Respir Crit Care Med, 2008, 178（8）：876-881.

［6］Empey KM, Pebbles RS Jr, Koll JK. Pharmacologic advances in the treatment and prevention of respiratory syncytial virus. Clin Infect Dis, 2010, 50（9）：1258-1267.

［7］Doan ML, Mallory GB, Kaplan SL, et al. Treatment of adenovirus pneumonia with cidofovir in pediatric lung transplant recipients. J Heart Lung Transplant, 2007, 26（9）：883-889.

［8］Bonney D, Razali H, Turner A, et al. Successful treatment of human metapneumovirus pneumonia using combination therapy with intravenous ribavirin and immune globulin. Br J Haematol, 2009, 145（5）：667-669.

[9] Frangites CY, Pneumatikos I. Varicella-zoster virus pneumonia in adults: report of 14 cases and review of the literature. Eur J Intern Med, 2004, 15 (6): 364-370.

[10] Jartti T, Vanto T, Heikkinen T, et al. Systemic glucocorticoids in childhood expiratory wheezing: relation between age and viral etiology with efficacy. Pediatr Infect Dis J, 2002, 21 (9): 873-878.

[11] Stockman LJ, Bellamy R, Garner P. SARS: systematic review of treatment effects. PLoS Med, 2006, 3: e343.

[12] Falagas ME, Vouloumanou EK, Baskouta E, et al. Treatment options for 2009 H1N1 influenza: evaluation of the published evidence. Int J Antimicrob Agents, 2010, 35 (5): 421-430.

[13] Writing Committee of the WHO Consultation on Clinical Aspects of Pandemic (H1N1) 2009 Influenza. Clinical aspects of pandemic 2009 influenza A (H1N1) virus infection. N Engl J Med, 2010, 362: 1708-1719.

2014 慢性阻塞性肺疾病全球防治创议（GOLD）策略解读

第 2 章

王秋月　康　健
中国医科大学附属第一医院

自从 2001 年慢性阻塞性肺疾病全球防治创议（the global initiative for chronic obstructive lung disease，GOLD）科学委员会首次发布了慢性阻塞性肺疾病（chronic obstructive pulmonary disease，COPD）（简称慢阻肺）诊断、治疗及预防的全球策略（简称 GOLD 策略）以来，GOLD 策略不仅为呼吸专科医师和其他感兴趣的内科医师提供了有关慢阻肺最前沿的信息，更成为全球多个国家和地区慢阻肺诊疗的指导性文件和依据。GOLD 策略在 2006 年和 2011 年根据已发表的研究进行了全面修订，并自 2006 年以来根据新发表的具有参考价值的相关文献进行了多次更新，不断补充和完善相关内容，提出新的推荐意见。2014 年更新的 GOLD 策略主要是参考了 2013 年 1 月 1 日至 2013 年 12 月 30 日之间发表的符合检索标准的 292 篇文献，其中 30 篇文献对更新产生重要影响。2014 GOLD 策略在保持了 2011 GOLD 修订版第 1 次更新（2013 年 1 月发布）的基本框架和中心内容基础上，对慢阻肺稳定期病情评估及治疗、急性加重期管理等部分内容进行了更新，在原来慢阻肺合并症章节中增加了有关支气管扩张的内容，并新增加了哮喘和慢阻肺重叠综合征一章内容。2014 GOLD 策略分 7 个章节论述，以下就其主要内容及更新进行简要介绍和说明。

一、定义和概述

2014 GOLD 策略中慢阻肺仍然沿用 2013 年版的定义，即慢阻肺是一种常见的以持续气流受限为特征的可以预防和治疗的疾病，气流受限进行性发展，与气道和肺对有毒颗粒或气体的慢性炎性反应增强有关。急性加重及合并症影响患者的整体疾病严重程度。

慢阻肺是全球范围内致残率和致死率很高的疾病，导致经济负担逐渐增加。吸烟是目前慢阻肺最常见的危险因素，但在许多国家，室外、职业性和室内空气污染（后者主要来自于燃烧木材和其他生物燃料）也是慢阻肺的主要危险因素。吸入香烟烟雾和其他有毒颗粒如生物燃料的烟雾导致的肺脏炎症反应是慢阻肺发生的重要机制，氧化应激及蛋白酶增多可进一步调节肺内炎症。这种慢性炎性反应可以使肺实质破坏（导致肺气肿），同时破坏正常的修复和防御机制（导致小气道纤维化）。这些机制的综合作用引起的病理学改变导致气体陷闭和进行性的气流受限，出现了呼吸困难和其他慢阻肺的特征性改变。

二、诊断和评估

2014 GOLD 策略中再次强调了对于任何有呼吸困难、慢性咳嗽或咳痰症状，并且有危险因素暴露史的患者都应该考虑慢阻肺的临床诊断。对考虑慢阻肺临床诊断的患者，应进行肺功能检查，肺功能检查是确诊慢阻肺的必要条件。吸入支气管舒张剂后1秒用力呼气容积与用力肺活量的比值（forced expiratory volume in one second/forced vital capacity，FEV_1/FVC）<70%可以确定存在持续性气流受限，排除其他原因引起的气流受限后可以确诊为慢阻肺。GOLD同时指出吸入支气管舒张剂后气流受限的可逆程度不作为诊断慢阻肺的条件，不能与支气管哮喘进行鉴别，也不能用来预测患者对支气管舒张剂或糖皮质激素的长期治疗反应。因此，临床医生在进行慢阻肺诊断时，仔细询问病史和进行胸部X线、肺功能等相关检查对于诊断和鉴别诊断非常重要。对于临床考虑有慢阻肺可能的患者，如果条件和患者状况允许，应做肺功能检查，只有排除了引起上述呼吸道症状的其他疾病，并且有持续气流受限存在时才能确诊慢阻肺。

慢阻肺评估的目的在于了解疾病的严重程度，更好地指导治疗。以往慢阻肺病情严重度是根据肺功能气流受限程度区分的，肺功能受损程度不同的患者发生急性加重的频率、住院率及病死率不同，但对于特定的个体，肺功能并不是衡量患者呼吸困难、运动耐力和健康状态的可靠指标。为进一步明确慢阻肺患者疾病的严重程度，指导个体化治疗，2011 GOLD修订版提出了慢阻肺综合评估的概念，在保留慢阻肺肺功能分级系统（评估气流受限程度）的基础上，加入了症状评估、急性加重风险评估和并发症3个方面以综合评估患者的疾病严重程度，根据综合评估情况（风险的高低和症状的多少）将患者分为A（低风险、少症状）、B（低风险、多症状）、C（高风险、少症状）、D（高风险、多症状）4个组，并根据不同分组推荐相应的治疗。

2014 GOLD策略在慢阻肺综合评估方法中，症状评估仍采用改良版英国医学研究委员会（mMRC）问卷评估患者呼吸困难程度，采用慢阻肺评估测试（CAT）评估慢阻肺对患者生活质量的影响。虽然呼吸困难是慢阻肺的特征性症状，但是mMRC<2的患者也可存在慢阻肺其他症状，因此单纯采用mMRC≥2作为呼吸困难界值评估呼吸困难程度，将会使一些存在呼吸困难以外症状的患者划分为"症状少"。所以，呼吸困难界值不能与症状综合评分界值等同。由于CAT评分包含呼吸困难在内的8项内容，与反映生活质量的圣·乔治呼吸问卷（SGRQ）有很好的相关性，可以作为症状综合评价指标。新的GOLD策略推荐在症状评估方面优选CAT评分，因为CAT评分系统可以更全面的评估症状的影响。如果无法进行CAT评分，可以用mMRC评分评估呼吸困难的影响，没有必要同时采用mMRC和CAT 2种评分方法。症状评估中，如果CAT<10或mMRC<2则为症状少，归为A组或C组；如果CAT≥10或mMRC≥2则为症状多，归为B组或D组。

慢阻肺临床问卷（CCQ）包含10个问题，主要是用来评价慢阻肺患者的临床控制情况，尽管慢阻肺"控制"的概念还存在争议，但CCQ简短易用、可靠、反应性好，已翻译成多种语言，并得到验证（http://www.ccq.nl）。由于CCQ界值还没有最后确定（可能为1.0~1.5），虽然2013 GOLD策略中提到症状评估可以采用CCQ，但2014 GOLD未再推荐使用CCQ评估症状。

慢阻肺综合评估方法中的风险评估，除了采用原有的肺功能分级（不再使用肺功能"分期"术语）和急性加重频率作为评价指标，患者过去1年是否因慢阻肺急性加重住院也是评价未来风险的指标。风险评估中，如果吸入支气管舒张剂后FEV_1≥50%预计值（即GOLD 1级或2级），或过去1年中慢阻肺急性加重≤1次或未因急性加重住院，均提示为低风险，归为A组或B组；如果吸入支气管舒张剂后FEV_1<50%预计值（即GOLD 3级或4级），或过去1年中慢阻肺急性加重≥2次或因为急性加重住院≥1次，均提示为高风险，归为C组或D组。对于一些患者采用GOLD肺功能分级、急性加重频率和因急性加重住院情况3种方法评估可能得出不同的风险分级，这时应选择提示高风险的方法。综合评估及分组情况总结于表2-1。

采用症状和风险综合评估方法，再结合对患者潜在合并症的评估，与以前只用肺功能对气流受限程度评估的方法相比，能够更好地反映慢阻肺的复杂性，从而为患者的个体化治疗提供基础和依据。

表 2-1 慢阻肺患者病情综合评估

患者分组	特点	GOLD 肺功能分级	过去 1 年急性加重次数	过去 1 年因 COPD 急性加重住院≥1 次	CAT	mMRC
A	低风险、少症状	1、2 级	≤1	否	<10	0~1
B	低风险、多症状	1、2 级	≤1	否	≥10	≥2
C	高风险、少症状	3、4 级	≥2	是	<10	0~1
D	高风险、多症状	3、4 级	≥2	是	≥10	≥2

注：COPD，慢性阻塞性肺疾病；GOLD，慢性阻塞性肺疾病全球防治创议；CAT，慢性阻塞性肺病评估测试；mMRC，改良版英国医学研究委员会问卷

三、治疗策略

戒烟是影响慢阻肺自然进程最有力的干预措施，对于吸烟的患者，戒烟是非常重要的，应尽一切努力劝导和协助患者戒烟。

慢阻肺稳定期药物治疗可以减轻慢阻肺的症状，减少急性加重的频率和严重程度，改善健康状况和运动耐力。但迄今为止，在临床研究中没有一种治疗慢阻肺的药物可以延缓肺功能的长期下降。2014 GOLD 策略再次强调，每个慢阻肺患者均应进行个体化的药物治疗，根据病情的严重程度、药物的适应证和患者的反应性选择药物。

支气管舒张剂是控制慢阻肺患者症状的核心药物。支气管舒张剂通常通过改变气道平滑肌的张力增加 FEV_1 或者改善其他肺功能参数，其改善呼气气流是通过扩张气道而不是改变肺的弹性阻力实现的。由于支气管舒张剂可以改善肺内气体的排空，无论是在静息还是运动状态下都能减少肺过度充气，增加活动耐力，按需或规律应用可以预防和减轻症状。支气管舒张剂包括 β2 受体激动剂、抗胆碱能药物和甲基黄嘌呤类，目前仍推荐使用吸入剂型。对于慢阻肺患者某一个体而言，选用哪种支气管舒张剂或是否联合用药主要取决于药物的可获得性、患者症状缓解情况和用药后的不良反应。由于吸入长效支气管舒张剂使用方便，相对于短效剂型在维持症状缓解方面更有效，在长期缓解症状上推荐吸入长效支气管舒张剂。相对于增加单药剂量而言，联合应用不同作用机制和作用时间的支气管舒张剂的效果更好，因为联合用药可以增加支气管舒张程度，不增加或减少副作用。2014 GOLD 策略在本章介绍长效抗胆碱能药物时首次提到阿地溴铵，作用时间至少12 h，而噻托溴铵和格隆溴铵作用时间在 24 h 以上。阿地溴铵和格隆溴铵对肺功能和呼吸困难的影响同噻托溴铵，但对于其他预后指标的研究资料非常有限。2013 GOLD 策略中曾提及通过Respimat 软雾吸入装置给予噻托溴铵，在与安慰剂组对比的荟萃分析中显示，可明显改善慢阻肺患者的生活质量，减少急性加重频率。但亚组分析中看到此种给药途径可能增加患者死亡的风险。2014 年更新版指出，TIOSPIR 试验表明噻托溴铵通过干粉吸入装置和 Respimat 软雾吸入装置吸入比较，患者在死亡率和急性加重频率方面并无差异。有报道噻托溴铵通过面罩吸入给药能引起青光眼，可能与药物溶液直接作用于眼睛有关。关于联合应用长效支气管舒张剂方面，有研究表明联合应用长效 β2 受体激动剂（LABA）和长效抗胆碱能药物（LAMA）可以显著改善肺功能，但对于患者预后影响的相关报道仍然有限。在预防慢阻肺急性加重方面，目前联合应用 LABA 和LAMA 是否比单用 LAMA 更有效仍缺乏足够证据。关于 LABA+LAMA 联合制剂，2014 GOLD 策略中新增加了茚达特罗/格隆铵 85/43（DPI）和维兰特罗/umeclidinium 25/62.5（DPI）2 个可选择

的药物。

关于糖皮质激素在慢阻肺稳定期的治疗，2014 GOLD 策略中提到，目前尚不清楚在治疗慢阻肺时吸入糖皮质激素的剂量与效应的关系和长期安全性，糖皮质激素对慢阻肺患者的肺组织及全身炎症的作用尚有争议。虽然一些研究表明，在 FEV_1<60% 预计值的慢阻肺患者中，规律吸入糖皮质激素能改善患者症状和肺功能，提高生活质量，减少急性加重的频率，但不能改变 FEV_1 的长期下降，也不能改变患者的死亡率。因此，糖皮质激素对稳定期慢阻肺的治疗仅限于一些特定的适应证。对于中度至极重度慢阻肺患者，吸入糖皮质激素联合 LABA 在改善肺功能、健康状况和减少急性加重方面比吸入单药更有效。LABA+ICS+LAMA 联合治疗能改善患者肺功能和生活质量，减少急性加重，但三药联合的疗效仍需进一步研究。

磷酸二酯酶-4 抑制剂（PDE-4 抑制剂）的主要作用是通过抑制细胞内的环磷酸腺苷的降解来减轻炎症反应。PDE-4 抑制剂类药物罗氟司特已在有些国家被批准使用，该药每日口服一次，无直接扩张支气管作用，但已被证实能够改善应用沙美特罗或噻托溴铵治疗患者的 FEV_1。对于存在慢性支气管炎、重度和极重度慢阻肺、既往有急性加重史的患者，有研究表明罗氟司特可以使需要糖皮质激素治疗的中重度患者的急性加重频率下降 15%~20%。罗氟司特联合长效支气管舒张剂仍能改善肺功能，但对于预后，尤其是在急性加重方面的作用还有争议。目前还没有关于罗氟司特和吸入激素的对照或联合治疗研究。

其他药物包括疫苗、抗生素、化痰药、抗氧化剂和免疫调节剂等。GOLD 策略中仍然强调流感疫苗接种可以减少慢阻肺患者病情恶化（如需要住院的下呼吸道感染的发生和死亡）。因此，所有慢阻肺患者都应该进行流感疫苗和肺炎链球菌疫苗的接种，尤其对老年患者和伴有严重疾病或心脏并发症的患者，疫苗接种更有益。抗生素除了用于治疗慢阻肺感染性急性加重或其他细菌感染外，目前仍没有其他应用指征。对于化痰药等其他药物，目前尚没有推荐普遍应用。

在非药物治疗方面，GOLD 仍强调对于平地按常规速度行走时出现呼吸困难的患者，应该接受康复训练，因为康复训练可以改善症状、提高生活质量、使患者在进行日常活动时保持更好的体力和心情。此外，正确评估慢阻肺患者的营养状况，加强慢阻肺患者的营养支持也是慢阻肺防治过程中不容忽视的环节。根据近期发表的文献，2014 GOLD 策略指出，低-中度质量证据表明，单独补充营养或辅以体能训练均可以增加慢阻肺患者（尤其是营养不良患者）的体重，明显改善患者的 6 min 步行距离、呼吸肌力量（仅在营养不良患者）和生活质量，但补充量和时间目前尚不清楚。

四、稳定期的管理

慢阻肺稳定期治疗的目标不仅要减轻患者的症状（如缓解症状、改善运动耐力、改善健康状况），还要降低未来风险（即阻止疾病进展、预防和治疗急性加重、降低死亡率）。因此，GOLD 强调发现和减少暴露于危险因素是预防和治疗慢阻肺的重要步骤，应鼓励所有吸烟者都戒烟。一旦患者确诊为慢阻肺，都应该进行病情的综合评估，根据病情进行个体化药物治疗。2014 GOLD 策略推荐了慢阻肺患者个体化药物治疗的首选、次选和替代方案。对于 A 组患者，首选按需使用短效支气管舒张剂（短效 β2 受体激动剂或短效抗胆碱能药物）；对于 B 组患者，首选规则使用长效支气管舒张剂（LAMA 或 LABA）；对于 C 组患者，首选吸入性糖皮质激素联合长效 β2 受体激动剂（ICS+LABA）或者吸入长效抗胆碱能药物（LAMA）；对于 D 组患者，首选吸入性糖皮质激素联合长效 β2 受体激动剂（ICS+LABA）或者吸入长效抗胆碱能药物（LAMA），但是这种治疗方案也存在争议，证据主要来源于短期研究结果。GOLD 推荐的各组患者药物治疗的首选、次选和替代方案见表 2-2。目前不推荐单独使用吸入性糖皮质激素，因其疗效不如 ICS+LABA 的联合制

表 2-2　慢阻肺患者起始药物治疗管理

患者组别	首选方案	次选方案	替代方案
A	SAMA（需要时） 或 SABA（需要时）	LAMA 或 LABA 或 SABA+SAMA	茶碱
B	LAMA 或 LABA	LAMA+LABA	SABA 和/或 SAMA 茶碱
C	ICS+LABA 或 LAMA	LAMA+LABA 或 LAMA+PDE-4 抑制剂 或 LABA+PDE-4 抑制剂	SABA 和/或 SAMA 茶碱
D	ICS+LABA 和/或 LAMA	ICS+LABA+LAMA 或 ICS+LABA+PDE-4 抑制剂 或 LAMA+LABA 或 LAMA+PDE-4 抑制剂	羧甲司坦 SABA 和/或 SAMA 茶碱

＊＊此列表中的药物或联合首选和次选中的其他药物

注：COPD，慢性阻塞性肺疾病；SAMA，短效抗胆碱能药物；SABA，短效 β_2 受体激动剂；LAMA，长效抗胆碱能药物；LABA，长效 β_2 受体激动剂；ICS，吸入糖皮质激素；PDE-4 抑制剂，磷酸二酯酶-4 抑制剂；药物按照字母排序，并非先后顺序

剂。由于甲基黄嘌呤类药物的确切疗效仍存在争议，且治疗窗很窄，作用剂量与治疗剂量接近，只有当无条件使用其他长效支气管舒张剂时，茶碱可以作为替代药物。流感疫苗和肺炎链球菌疫苗接种及非药物治疗如康复训练等在稳定期管理中也非常重要，此处不再赘述。

五、急性加重期的管理

慢阻肺急性加重（AECOPD）是指患者以呼吸道症状加重为特征的临床事件，其症状变化程度超出日常变异范围并导致药物治疗方案的改变。多种因素参与慢阻肺急性加重，慢阻肺急性加重最常见的原因是上呼吸道病毒感染和气管-支气管感染。慢阻肺急性加重可以导致患者症状和肺功能的恶化、生活质量的下降、住院率和死亡率的增加、社会经济负担的加重，临床医生应予以重视。

目前慢阻肺急性加重的诊断完全根据临床表现，如果患者的呼吸困难、咳嗽、伴或不伴有咳痰症状加重超出了日常变异范围，原有的药物治疗方案需要改变时，可考虑诊断慢阻肺急性加重。慢阻肺急性加重的治疗目标为最小化本次急性加重的影响，预防再次急性加重的发生。对于慢阻肺急性加重患者，应根据病情严重程度和伴随疾病严重程度的不同选择门诊治疗或住院治疗。

慢阻肺急性加重治疗的药物主要有支气管舒张剂、糖皮质激素和抗生素。支气管舒张剂的使用应单选吸入短效 β2 受体激动剂或联合短效抗胆碱能药物。静脉使用甲基黄嘌呤类药物（茶碱或氨茶碱）为二线用药，只用于对短效支气管舒张剂疗效不佳的患者。慢阻肺急性加重患者全身使用糖皮质激素可以缩短恢复时间、改善肺功能（FEV_1）和低氧血症（PaO_2）、降低早期复发和治疗失败的风险、缩短住院时间。2013 GOLD 策略推荐慢阻肺急性加重时应用泼尼松 30~40 mg/d，

疗程为 10~14 d。2013 年发表的一项临床研究观察到，慢阻肺急性加重患者全身应用激素的短疗程组（5 d）和常规疗程组（14 d）在疗效上差异无统计学意义。据此，2014 GOLD 策略推荐慢阻肺急性加重患者泼尼松用量为 40 mg/d，疗程改为 5 d。最好是口服泼尼松龙，也可单独雾化吸入布地奈德（较昂贵）替代口服激素治疗。雾化吸入镁剂（硫酸镁等）辅助沙丁胺醇治疗慢阻肺急性加重，对于 FEV_1 是没有作用的。尽管慢阻肺急性加重的因素可能是细菌或病毒感染，但慢阻肺急性加重时抗生素的应用仍存在争议。流感嗜血杆菌、肺炎链球菌、卡他莫拉菌仍是引起慢阻肺急性加重的最常见细菌，患者咳脓性痰是开始经验性抗生素治疗的指征。2014 GOLD 策略建议慢阻肺急性加重患者存在以下几种情况时应给予抗生素治疗：①同时具有呼吸困难加重、咳痰量增多和脓性痰 3 个主要症状时；②具有上述 2 个主要症状，但必须有脓性痰时；③需要有创或无创机械通气治疗时。推荐抗生素的使用疗程通常为 5~10 d，抗生素的选择应根据当地的细菌耐药情况决定。常用的初始经验性治疗可选择阿莫西林或阿莫西林+克拉维酸、大环内酯类药物或四环素。对于频繁急性加重、严重气流受限、和/或需要机械通气的患者，需要进行痰培养或其他肺内分泌物的培养，因为这些患者可能会感染革兰阴性菌（如铜绿假单胞菌）或者是上述药物的耐药菌。

在慢阻肺急性加重辅助治疗方面，根据近年发表的一些研究报告，2014 GOLD 策略中新增加一段话："考虑到慢阻肺急性加重住院患者深静脉血栓和肺栓塞发生风险增加，应该加强血栓预防治疗"。新的 GOLD 策略提示临床医生在慢阻肺急性加重治疗时应注意深静脉血栓和肺栓塞的发生，根据患者的实际情况采取必要的血栓预防措施。在慢阻肺急性加重非药物治疗（呼吸支持）方面，2014 GOLD 策略没有更新内容，应根据患者病情进行适当的氧疗和机械通气。在慢阻肺急性加重的家庭管理上，根据 2013 年发表的 3 项研究结果，GOLD 策略指出不同的研究结果表明，任何形式的远程医疗并没有对慢阻肺患者产生益处。因此，慢阻肺患者不推荐应用远程医疗。对于慢阻肺急性加重的预防，GOLD 再次强调慢阻肺急性加重通常是可以预防的，戒烟、流感和肺炎链球菌疫苗接种、掌握药物吸入技术等现有治疗的相关知识、吸入长效支气管舒张剂或联合吸入糖皮质激素、应用 PDE-4 抑制剂，均可以减少急性加重和住院次数。

六、慢阻肺与合并症

慢阻肺经常与其他疾病（合并症）共存，对预后有显著影响。慢阻肺的合并症包括心血管疾病、骨质疏松、焦虑与抑郁、肺癌、感染、代谢综合征和糖尿病，其中心血管疾病是慢阻肺最常见和最为重要的合并症。骨质疏松和抑郁症也是慢阻肺的重要合并症，他们常与健康状况不佳和疾病预后差有关，但经常被漏诊，需要临床医生关注。

2014 GOLD 策略中新增加了 1 个合并症，即支气管扩张。GOLD 指出，持续气流受限被公认是一些支气管扩张患者的特征。然而，随着 CT 逐渐应用于慢阻肺患者的评估，以往影像学未被认识的支气管扩张也能通过 CT 得到确诊。慢阻肺合并的支气管扩张可表现为轻度的柱状扩张至非常严重的卷发样改变，但囊状扩张不常见。这种影像学变化与主要诊断为支气管扩张症的患者是否有同样的影响，目前尚不清楚，但它与急性加重时间、死亡率的增加有关。对于慢阻肺合并支气管扩张的患者，慢阻肺应按常规治疗，急性加重时有些患者可能需要作用更强、时间更长的抗生素治疗。对于支气管扩张症合并慢阻肺的患者，支气管扩张症的常规治疗不变，但要加上慢阻肺的常规治疗。对于支气管扩张症合并慢阻肺的患者，预防急性加重是否需要更长期口服或吸入抗生素而不是支气管扩张剂或吸入糖皮质激素尚无依据。

七、哮喘和慢阻肺重叠综合征（ACOS）

关于哮喘和慢阻肺重叠综合征（asthma-COPD overlap syndrome，ACOS）这一章节是 2014 GOLD 策略更新版新增加的内容。有关 ACOS 诊断的相关文件是由哮喘全球防治创议（GINA）和 GOLD 科学委员会联合制定的（联合文件），已在 2014 年 GINA 更新版中发布，本章在此只是提供了一份背景摘要，详细内容可参阅 2014 GINA 更新版（新增第五章），全文还将发布在 2015 GOLD 策略附件中。

ACOS 提出的背景是基于具有慢性气流受限的哮喘和慢阻肺临床诊断中所面临的问题。具有呼吸道症状的患者鉴别诊断随年龄不同而异，在儿童和青年患者，除外感染和非呼吸系统疾病（如充血性心脏病、声带功能障碍）后，最可能的慢性气道疾病是哮喘，而慢阻肺在成人（40 岁之后）中常见。但临床实践中要明确区分具有慢性气流受限的疾病是哮喘还是慢阻肺，有时比较困难，尤其是当患者同时有哮喘和慢阻肺某些特征时，临床诊断更为复杂。具有慢性呼吸道症状的患者中有相当比例同时存在哮喘和慢阻肺的特征。对于这类慢性气流受限，目前还没有统一的术语或定义特征。已有的研究表明，同时具有哮喘和慢阻肺特征的患者更易反复急性加重，生活质量更差，肺功能下降更快，医疗花费更多。在目前报道的这些研究中，由于采用的人选标准不同，同时具有哮喘和慢阻肺特征的患者比例为 15%～55%，而医生诊断的哮喘和慢阻肺同时存在的患者只占 15%～20%。

GINA 和 GOLD 科学委员会联合制定的慢性气道疾病（包括哮喘、慢阻肺和 ACOS）诊断的文件旨在为临床医生提供一种方法，以便区分哮喘、慢阻肺及哮喘和慢阻肺的重叠。该文件对哮喘、慢阻肺及 ACOS 的特征进行了描述，并提出诊断建议，其中对哮喘和慢阻肺的特征予以同等权重。此外，联合文件还就 ACOS 的初步处理提出一个简便流程，其主要目的是指导临床实践。虽然 GOLD 策略中未详述 ACOS 的诊断问题，笔者在此简单提示一下，ACOS 的诊断主要基于患者是否同时存在哮喘和慢阻肺的某些特征，以及是否存在持续性气流受限。临床医生对于存在持续性气流受限，同时又具有哮喘和慢阻肺某些特征的患者，应考虑 ACOS 的可能。对于 ACOS 的定义、诊断、鉴别诊断等详细内容需参阅 2014 GINA。

参考文献

[1] Globle strategy for the diagnosis, management, and prevention of chronic obstructive pulmonary disease (update 2014). http://www. goldcopd. org.

[2] Pavord ID, Yousaf N, Birring SS. Chronic obstructive pulmonary disease in non-smokers. Lancet, 2009, 374 (9706): 1964.

[3] Reda AA, Kotz D, Kocks JW, et al. Reliability and validity of the clinical COPD questionniare and chronic respiratory questionnaire. Respir Med, 2010, 104 (11): 1675-1682.

[4] Jones PW, Singh D, Bateman ED, et al. Efficacy and safety of twice-daily aclidinum bromide in COPD patients: the ATTAIN study. Eur Respir J,

2012, 40 (4): 830-836.

[5] Beasley R, Singh S, Loke YK, et al. Call for wordwide withdrawal of tiotropium Respimat mist inhaler. BMJ, 2012, 345: e7390.

[6] Wise RA, Anzueto A, Cotton D, et al. Tiotropium Respimat inhaler and the risk of death in COPD. N Engl J Med, 2013, 369 (16): 1491-1501.

[7] Bateman ED, Fergusion GT, Bames N, et al. Dual bronchodilation with QVA149 versus single bronchodilator therapy: the SHINE study. Eur Respir J, 2013, 42 (6): 1484-1494.

[8] Wedzicha JA, Decramer M, Ficker JH, et al. Analysis of chronic obstructive pulmonary disease

exacerbation with dual bronchodilator QVA149 compared with glycopyrronium and tiotropium (SPARK)：a randomized, double-blind, parallel-group study. Lancet Respir Med, 2013, 1 (3): 199-209.

［9］Calverley PM, Rabe KF, Goehring UM, et al. Roflumilast in symptomatic chronic obstructive pulmonary disease：two randomized clinical trials. Lancet, 2009 (9691), 374: 685-694.

［10］Ferreria IM, Brooks D, White J, et al. Nutritional supplementation for stable chronic obstructive pulmonary disease. Cochrane Database Syst Rev, 2012, 12: CD000998.

［11］Leuppi JD, Schuetz P, Bingisser R, et al. Short-term vs conventional glucocorticoid therapy in acute exacerbation of chronic obstructive pulmonary disease：the REDUCE randomized clinical trial. JAMA, 2013, 309 (21): 2223-2231.

［12］Edwards L, Shirtcliffe P, Wadsworth K, et al. Use of nebulized magnesium sulphate as an adjuvant in the treatment of acute exacerbation of COPD in adults：a randomized double-blind placebo-controlled trial. Throax, 2013, 68 (4): 338-343.

［13］Vollenweider DJ, Jarrett H, Steurer-Stey CA, et al. Antibiotics for exacerbations of chronic obstructive pulmonary disease. Cochrane Database Syst Rev, 2012, 12: CD010257.

［14］Kahn SR, LimW, Dunn AS, et al. Prevention of VTE in nonsurgical patients：Antithrombotic Therapy and Prevention of Thrombosis, 9th ed：American College of Chest Physicians Evidence-Based Clinical Practice Guidelines. Chest, 2012, 141 (2 Suppl): e159S-226S.

［15］Bertoletti L, Quenet S, Laporte S, et al. Pulmonary embolism and 3-month outcomes in 4036 patients with venous thromboembolism and chronic obstructive pulmonary disease：data from the RIETE registry. Respir Res, 2013, 14: 75.

［16］Cartwright M, Hirani SP, Rixon L, et al. Effect of telehealth on quanlity of life and psychological outcomes over 12 months (Whole Systems Demonstrator telehealth questionnaire study)：nested study of patient reported outcomes in a pragmatic, cluster randcmised controlled trial. BMJ, 2013, 346: f653.

［17］Henderson C, Knapp M, Fernández JL, et al. Cost effetiveness of telehealth for patients with long term conditions (Whole Systems Demonstrator telehealth questionnaire study)：nested economic evaluation in a pragmatic, cluster randomised controlled trial. BMJ, 2013, 346: f1035.

［18］Pinnock H, Harley J, McCloughan L, et al. Effectiveness of telemonitoring integrated into existing clinical services on hospital admission for exacerbation of chronic obstructive pulmonary disease：researcher blind, multicenter, randomised controlled trial. BMJ, 2013, 347: f6070.

［19］O'Brien C, Guest PJ, Hill SL, et al. Physiological and radiological characterization of patiens diagnosed with chronic obstructive pulmonary disease in primary care. Thorax, 2000, 55 (8): 635-642.

［20］Patel IS, Vlahos I, Wilkinson TM, et al. Bronchiectasis, exacerbation indices, and inflammation in chronic obstructive pulmonary disease. Am J Respir Crit Care Med, 2004, 170 (4): 400-407.

［21］Martínez-García MA, de la Rosa Carrillo D, Soler-Cataluña JJ, et al. Prognostic value of bronchiectasis in patients with moderate-to-severe chronic obstructive pulmonary disease. Am J Respir Crit Care Med, 2013, 187 (8): 823-831.

［22］Gibbson PG, Simpson JL. The overlap syndrome of asthma and COPD：what are its features and how important is it?. Thorax, 2009, 64 (8): 728-735.

［23］Kauppi P, Kupiainen H, Lindqvist A, et al. Overlap syndrome of asthma and COPD predicts low quality of life. J Asthma, 2011, 48 (3): 279-285.

［24］Marsh SE, Travers J, Weatherall M, et al. Proportional classification of COPD phenotypes. Thorax, 2008, 63 (9): 761-767.

［25］McDonald VM, Simpson JL, Higgins I, et al. Multidimensional assessment of older people with asthma and COPD：clinical management and health status. Age Ageing, 2011, 40 (1): 42-49.

重度支气管哮喘指南解读

第3章

孙永昌
首都医科大学附属北京同仁医院

目前大多数支气管哮喘（简称哮喘）患者经过现有的药物治疗后可达到病情控制，但临床上仍有部分病例（5%～10%）治疗困难，即所谓的重度哮喘或难治性哮喘（severe/refractory asthma），其最佳管理方法和内在发病机制大多尚不清楚。在1999年和2000年，关于重度/难治性哮喘的第一个共识报告分别在《欧洲呼吸杂志》和《美国呼吸与危重医学杂志》发表。当时笔者也对这一共识的主要内容及重度哮喘的气道炎症作了介绍，先后发表在《中华结核和呼吸杂志》。

2009年来自欧洲呼吸学会（ERS）和美国胸科学会（ATS）在哮喘（特别是重度哮喘）管理和研究方面具有丰富经验的专家组成了一个联合工作组，以对重度哮喘的定义进行更新、对重度哮喘潜在的机制和表型进行识别并提出评估和治疗建议。这份全新的ERS/ATS国际指南已于2014年初发表在《欧洲呼吸杂志》。同时刊登的一篇述评指出，这一根据有关规范制订的新的重度哮喘指南具有以下优点：（1）为"重度哮喘"和"未控制哮喘"制订了清晰的定义，强调了对现有药物治疗反应性差是重度哮喘的特征，这一简单的定义容易在临床实践中采用；（2）对重度哮喘表型（分型）进行了详尽的叙述，强调了重度哮喘是一种异质性综合征；（3）对新的治疗技术（例如支气管热成形术）也予以详尽评述。另外，联合工作组不但考虑了有关重度哮喘随机对照试验中药物的效力和安全性结果，而且还采纳了观察性研究得到的临床实践中的治疗效果、成本-效益和长期安全性证据。由于观察性研究得到的资料尚属缺乏，联合工作组将大多数推荐的证据质量定为"低"或"很低"，推荐的强度是"视情况而定（conditional recommendation）"而非"强有力的（strong recommendation）"。述评作者进一步指出，应该通过专科学会、年度学术会议、杂志、网站及其他传播方式，将这份指南加以传播，并在临床实践中加以实施，以最终改善重度哮喘患者的健康状况。

联合工作组提出，制订该指南的目的是重新修订重度哮喘的定义，讨论可能的表型，并为重度哮喘患者的管理提供指导。目标读者是管理成人和儿童重度哮喘的呼吸医学和变态反应学专家。普通内科医生、儿科医生、初级保健医生、其他健康医疗专业人员和政策制定者也可以从指南中获益。有关方面也可以本指南作为基础，制订适合于当地情况的指南。

笔者以为该指南全面反映了重度哮喘研究的最新成果，有助于我国专科医师在临床工作中认识和提高重度哮喘的诊断和管理水平，对于有关方面制订适合我国人群的重度哮喘指南也有参考价值，因此就其主要内容予以介绍。对于评估和治疗的推荐意见，指南是以问题的形式提出的，共计8个问题和推荐意见，笔者将按原文形式予以摘录，以便客观地反映指南的精神。

一、ERS/ATS 工作组关于重度哮喘的定义

ERS/ATS 工作组关于重度哮喘的定义见表 3-1。重度哮喘的诊断过程分为以下 3 个阶段。

1. 确定哮喘诊断并识别出难治性哮喘　重度哮喘定义中不可或缺的一步是除外那些表现为"难治性哮喘"、但对其中的混杂因素进行合理的诊断和/或治疗后，可极大地改善病情的病例（见"评估"部分）。因此指南推荐，表现为"难治性哮喘"的患者应首先由哮喘专家对其哮喘诊断予以证实并进行评估和管理达 3 个月以上。

2. 把重度哮喘从相对较轻的哮喘中鉴别出来　当哮喘的诊断得到证实、合并症得到诊治后，重度哮喘的定义为"需要大剂量吸入糖皮质激素（以下简称激素）另加一种控制药物（和/或全身激素）以防止其变成'未控制'哮喘、或在这种治疗下仍表现为'未控制'哮喘"。这一定义包括那些曾充分试用过上述治疗但因无反应而停药的病例。对于 6 岁以上的患者，"金标准或国际指南推荐的治疗"是大剂量吸入激素联合长效 β2 受体激动剂（LABA）、白三烯调节剂、茶碱和/或长期全身激素作为基本治疗。对于成人患者，大剂量吸入激素是指：丙酸倍氯米松≥1 000 μg（干粉吸入剂或氟氯化碳定量吸入剂）或 500 μg（氢氟烷烃定量吸入剂）、布地耐德≥800 μg、环索耐德≥320 μg、氟替卡松≥500 μg、糠酸莫米松≥800 μg、曲安奈德≥2 000 μg。

3. 确定重度哮喘是否得到控制　未控制哮喘的判断标准见表 3-1，4 条中符合 1 条即满足诊断条件。没有满足未控制哮喘标准的患者，如果在激素减量时哮喘恶化，也符合重度哮喘的定义。符合这一定义，预示着患者具有高度的未来风险，包括来自疾病本身的风险（哮喘发作和肺功能减退）以及药物不良反应的风险。

二、表型（流行病学、发病机制、病理生物学、
结构和生理学）

越来越多的研究证据表明，重度哮喘不是一种单一的疾病，其在临床表现、生理学特征和结局等方面具有复杂的多样性。哮喘表型概念的提出，就是为了更好地体现和了解这种异质性。表型（分型）将生物学和临床特征加以整合，包括分子、细胞、形态和功能的特征以及以患者为中心的特征，其目标是改善疾病的治疗。这些重度哮喘表型最终能否用于临床，将由其治疗结果来

表 3-1　年龄≥6 岁患者重度哮喘的定义

在过去的 1 年需要 GINA 指南建议的 4~5 级哮喘药物治疗（大剂量 ICS 联合 LABA 或白三烯调节剂/茶碱）、或全身激素治疗≥50% 的时间，以防止变成"未控制"哮喘，或即使在上述治疗下仍表现为"未控制"哮喘。

未控制哮喘需至少符合以下 1 条：

（1）症状控制差：ACQ 评分一直>1.5，ACT 评分<20（或 GINA 指南为"非良好控制"）；

（2）频繁重度发作：在过去 1 年中接受全身激素治疗≥2 次（每次超过 3 d）；

（3）严重发作：在过去 1 年中至少 1 次住院、入住 ICU、或机械通气；

（4）气流受限：适当停用支气管扩张剂后，FEV$_1$<80% 预计值（同时 FEV$_1$/FVC 降低至<正常值下限）。

得到控制的哮喘在上述大剂量 ICS 或全身激素（或联合生物制剂）减量时恶化。

注：GINA，全球哮喘创议；ICS，吸入糖皮质激素；LABA，长效 β2 受体激动剂；ACQ，哮喘控制问卷；ACT，哮喘控制测试；FEV$_1$，1 秒用力呼气容积；FVC，用力肺活量

确定（见评估一节）。该指南用较大的篇幅对重度哮喘的表型进行了详尽叙述，包括表型与聚类、自然史和危险因素、遗传学和表观遗传学、炎症和适应性免疫、呼吸道感染、先天免疫通路的活化、结构异常、生理学等诸多内容。限于篇幅所限，本文不再作详细介绍。

三、评估

这一部分的要点是难控制性（difficult-to-control）哮喘的评估，内容包括：①确定"难治性哮喘"患者确实患有哮喘的有关评估；②对混杂因素和合并症的合理评估；③初步确定可能对优化治疗有用的表型。

1. 明确患者患有哮喘（第1步）　　主诊医师对于哮喘的诊断应持一定的怀疑态度，并进一步明确病史和检查结果是否真的符合哮喘。据报道非哮喘性疾病误诊为未控制性哮喘的比例高达12%～30%。评估应从细致的病史采集开始，重点是哮喘症状，包括呼吸困难（及其与运动的关系）、咳嗽、喘息、胸闷和夜间憋醒。此外，应了解疾病发作的触发因素，以及可能影响病情的环境或职业因素。尤其在急诊，与肥胖相关的症状有时可被误以为是哮喘所致。在儿童和成人，可能误诊为哮喘或与哮喘相关的疾病见表3-2。由于确认可逆性气流受限是哮喘诊断的一部分，在肺功能检查时应同时记录支气管扩张剂前后的吸气和呼气环。为了更好地评价可逆性，有时需要停药。完整的肺功能测试包括弥散功能和支气管激发试验，可根据患者具体情况来进行。特别在病史、体格检查和肺量计结果不一致的情况下，应提高对其他诊断的警惕性。

问题（1）：对于具有重度哮喘症状的患者，如果没有已知的特殊检查指征（根据病史、症状、和/或其他检查结果），应常规进行胸部高分辨率CT（HRCT）吗？

推荐意见（1）：在成人和儿童重度哮喘患者，如果根据病史、症状和/或前期检查结果没有胸部HRCT的特异指征，我们建议只有在临床表现不典型的情况下进行胸部HRCT。

专家组认为，这一推荐意见突出了发现其他诊断和合并症的重要性，避免胸部HRCT的潜在并发症和高额费用则是一个次要问题。重度哮喘的不典型表现包括黏液产生过度、肺功能快速下降、一氧化碳弥散因子系数（DLco）降低等。

2. 评估合并症和促成因素（第2步）　　难控制性哮喘和重度哮喘常与并存疾病相关（表3-3）。所有患者都应评估对治疗的依从性，报道显示不依从性可高达32%～56%。吸入装置使用不当亦属常见。证实患者用药的依从性有时存在一定困难，检测血清泼尼松龙或茶碱水平、了解全身激素的副作用以及血清皮质醇水平抑制，可以评估患者对口服药的依从性。但检测吸入激素依从性的方法，例如药物容器的重量、压力触发或电子计数器等，在临床上尚未广泛应用。如果发现依从性差，应让患者对药物做出知情选择，提出个体化干预和管理措施。药物费用可对依从性产生较大影响。青少年具有较高的风险，治疗依从性降低以及危险行为（吸烟、使用非法药品）较为常见，致使儿童哮喘的濒死性发作风险加大。

特应性（atopy）和变态反应（allergy）长期以来一直与哮喘、以及在某种程度上与重度哮喘相关。然而大多数流行病学研究发现，重度哮喘与特应性/变态反应的相关性比轻度哮喘更弱，皮试反应阳性的比例更低。特应性与哮喘严重度的相关性在儿童更强。对于所有患者，明确特异性IgE（皮肤挑刺试验或血清检测）和过敏原暴露与症状之间有无关联，可有助于识别促进哮喘症状和发作的因素。

哮喘伴发鼻-鼻窦炎的比例据报道可高达75%～80%。鼻息肉见于少数成人患者。鼻息肉在哮喘儿童并非常见，更多与囊性纤维化或有时与原发性纤毛功能异常相关。

表 3-2　可表现为"哮喘"的疾病

儿童
　功能异常性呼吸/声带功能异常
　支气管炎
　反复（微）误吸、反流、吞咽功能异常
　早产及相关肺疾病
　囊性纤维化
　先天性或获得性免疫缺陷
　中央气道阻塞/压迫
　异物
　气管支气管软化
　类癌或其他肿瘤
　纵隔肿物/肿大淋巴结
　先天性心脏病
　间质性肺病
　结缔组织病
成人
　功能异常性呼吸困难/声带功能异常
　慢性阻塞性肺疾病
　过度通气伴惊恐发作
　闭塞性支气管炎
　充血性心力衰竭
　药物不良反应（例如血管紧张素转化酶抑制剂）
　支气管扩张/囊性纤维化
　超敏性肺炎
　高嗜酸粒细胞综合征
　肺栓塞
　疱疹病毒性气管支气管炎
　支气管内病变/异物（例如淀粉样变、类癌、气管缩窄）
　变应性支气管肺曲霉病（ABPA）
　获得性气管支气管软化
　变应性血管炎与肉芽肿病（Churg-Strauss 综合征）

　　胃食管反流（GOR）见于 60%～80% 的患者，但有关抗反流治疗的临床试验结果显示大多对哮喘控制缺乏明显效果。尽管鼻窦炎和胃食道反流病（GORD）治疗对重度哮喘的影响尚不清楚，但当这些合并症存在时，应采取相应治疗。GORD 和鼻-鼻窦炎都会加重声带功能异常。此外，GORD 和鼻-鼻窦炎本身引起的症状有时类似哮喘。

　　肥胖也是与难治性哮喘相关的一个常见合并症。

　　吸烟可使哮喘难以控制。吸烟可改变气道炎症，使其对激素治疗的反应性降低。在儿童和成人，环境烟草暴露也与不良的哮喘结局相关。测量尿液或唾液中的可替宁可发现被动烟草暴露的证据。

　　焦虑和抑郁在重度哮喘成人常见，比例为 25%～49%，但常存在诊断不足问题；因此推荐进行适当的心理评估和专家转诊。遗憾的是，心理治疗对哮喘结局的益处尚未明确；最近的一项荟萃

表 3-3　重度哮喘的合并症和促成因素

1）鼻-鼻窦炎/（成人）鼻息肉
2）心理因素：个性特征、症状感知、焦虑、抑郁
3）声带功能异常
4）肥胖
5）吸烟/吸烟相关疾病
6）阻塞性睡眠呼吸暂停
7）高通气综合征
8）荷尔蒙影响：月经前期、初潮、停经、甲状腺疾病
9）胃食道反流病（症状性）
10）药物：阿司匹林、非甾体类抗炎药、β 肾上腺素能阻滞剂、ACEI

注：ACEI，血管紧张素转化酶抑制剂

分析，评价了包括不同的放松和行为技术在内的心理干预对成人和儿童哮喘的影响，也未能显示确切的疗效获益。

　　除了与哮喘相关的合并症，对于长期重度或难控制性哮喘患者，应对治疗相关的合并症进行评估，尤其是与大剂量吸入和全身激素相关的并发症。

　　3. 识别哮喘表型（第 3 步）　　哮喘特别是重度哮喘已被认为是一种异质性疾病，并非对现行的治疗都有相似的反应性或具有相同的临床病程。虽然目前还没有被广泛接受的特异性哮喘表型的定义，但识别特定表型的一些特征，将有助于预测不同的自然病史，而且可能会最终促成靶向治疗或其他更有效的治疗方法。在这一方面，嗜酸粒细胞炎症、变应性/Th2 型免疫反应以及肥胖，是对非特异性（激素）和特异性（靶向）治疗（例如抗 IgE、抗 IL-5 和抗 IL-13 抗体）可能有帮助的特征或表型。

　　通过临床、遗传和统计学研究方法可识别出多种哮喘表型，例如早发性变应性表型、晚发性肥胖表型（主要为女性）、晚发性嗜酸粒细胞表型。哮喘发病年龄（即在儿童或在成年发病）与变应性、肺嗜酸粒细胞和鼻窦疾病的差异存在关联。确定嗜酸粒细胞炎症的水平或 Th2 炎症的水平，对于评估依从性、发作风险、预测激素反应性以及对于预测靶向治疗（例如抗 IL-5 或抗 IL-13）的反应性，都具有潜在益处。总体来讲有关痰中性粒细胞炎症在指导治疗中的作用的研究不多，在重度哮喘患者和存在较大的变异性，可能与激素治疗反应性降低相关。成人发病的肥胖性哮喘表型，与早期发病的肥胖性、过敏性哮喘相比，可能对减低体重具有更好的反应性。通过询问起病年龄、评价体质指数、检测肺嗜酸粒细胞水平（通常为诱导痰）、评估变应性、是否伴随 Th2 型炎症标志物升高，均有助于识别上述不同的表型。Th2 型标志物包括已广泛使用的 FeNO、以及血清 periostin 测定（目前只限于研究应用）、血嗜酸粒细胞计数等。

　　特应性的标志物包括 FeNO 和血清 IgE 水平升高，提示存在 Th2 型反应驱动的气道炎症，对于儿童重度哮喘具有鉴别价值。除了血嗜酸粒细胞，生物标志物检测或需要专业设备、培训或需要特殊的方法，临床应用受到限制；而且这些标志物在识别有临床意义的、能够指导治疗选择的哮喘表型方面的用途仍需要进一步证实。

四、治疗

　　关于重度哮喘的处理，ERS/ATS 工作组分别对传统治疗药物和一些最新疗法提出了应用建议

和评价，同时还对将来以表型特征为基础的治疗进行了展望。LABA、白三烯调节剂和茶碱等传统治疗药物在重度哮喘的疗效尚缺乏充分的研究证据；其实，重度哮喘的定义中就说明需要这些药物联合使用以维持控制或达到控制，提示上述药物在这种患者的疗效低下。近年来，有关新的分子靶向治疗的临床试验陆续在成人重度哮喘开展，部分药物显示有明确的临床疗效。

（一）已确立的哮喘药物治疗

1. 激素低敏感性　重度哮喘的定义中包括激素低敏感性（corticosteroid insensitivity）；即在激素治疗下仍未控制，或在激素减量或停药后病情恶化。重度哮喘亦常被称为激素依赖性哮喘、顽固性哮喘或激素不敏感性哮喘。成人重度哮喘中约 30% 的患者除了吸入激素外，还需要口服激素以维持一定程度的缓解。肌肉注射曲安奈德可达到更大剂量的激素治疗，能够进一步改善哮喘控制，减少痰嗜酸粒细胞、增加 FEV_1，说明对激素治疗的不敏感是相对的，不是完全的激素抵抗。在一项儿童难治性哮喘的研究中，只有 11% 的患儿对一次性肌肉注射曲安奈德显示"完全的"激素无反应性，提示 89% 的患儿具有一定程度的激素反应性。

激素低敏感性在成人主要与不同的合并因素相关，例如肥胖、吸烟、维生素 D 水平减低，以及非嗜酸粒细胞性炎症（低 Th2 型炎症）。以 Th2 型细胞因子、IL-5 和 IL-13 高表达为特征的嗜酸粒细胞或"高 Th2 型"哮喘表型，在较为轻度的哮喘患者，通常提示对吸入激素反应良好。但在某些重度哮喘患者，即使在大剂量吸入激素甚至口服激素治疗下，嗜酸粒细胞炎症仍持续存在。在成人哮喘有一种非嗜酸粒细胞表型，针对轻-中度患者的队列研究显示这种亚型对激素的敏感性相对低下。

20 世纪 90 年代，有研究观察了几种具有免疫抑制作用的制剂，例如氨甲蝶呤（MTX）、环孢素 A、金盐和静脉 IgG 在减少激素用量方面的疗效。尽管这些制剂可能会改善激素不敏感性，但其疗效并不确定，而且会带来明显的不良反应。

2. 吸入和口服激素疗法　吸入激素的剂量-疗效反应存在个体差异，有一定证据表明进一步加大吸入激素剂量（超过 2000 μg/d 倍氯米松等效剂量）对重度哮喘可能更有效，包括减少全身激素用量。临床上常试用这种超大剂量吸入激素或超细颗粒吸入激素治疗重度哮喘，但支持这种疗法的证据并不多。

由于重度哮喘患者已经使用大剂量吸入激素维持治疗，因此当标准的药物治疗不足时，常加用口服激素作为维持治疗。尽管有建议采用生物标志物指导激素应用，但根据痰嗜酸粒细胞和/或 FeNO 水平指导治疗，在重度哮喘是存有争议的。

据报道肌肉注射曲安奈德治疗重度哮喘可改善嗜酸粒细胞炎症和气流阻塞，预防发作，原因可能为依从性得到强化或曲安奈德与其他激素相比具有更大的效力。

全身激素与骨折和白内障风险增加相关，而大剂量吸入激素与肾上腺抑制风险增加和儿童生长延迟相关。全身激素相关的体重增加可进一步对哮喘控制产生不利影响。因此，长期使用全身激素甚至大剂量吸入激素时，应对体重、血压、血糖、眼和骨密度进行监测；在儿童还应监测生长状况。

3. 短效和长效 β-肾上腺素能支气管扩张剂　许多重度哮喘患者尽管接受吸入激素联合短效和/或长效支气管扩张剂治疗，仍存在持续的慢性气流阻塞。在联合 LABA 的基础上逐步增加吸入激素剂量，与单独使用吸入激素相比，能进一步改善病情控制，包括重度哮喘患者。

β 激动剂使用增多可能会导致所谓的矛盾性哮喘控制恶化。有关吸入 β 激动剂和哮喘病死率之间相关性的报道，主要限于 β 激动剂的使用超出了推荐的剂量范围。

4. 缓释茶碱　在中度哮喘患者，吸入激素基础上加用茶碱可改善哮喘控制。一项关于吸烟的激素低敏感性哮喘患者的探索性研究显示，茶碱联合低剂量吸入激素能够改善峰流速和哮喘控制，提示茶碱可能会改善激素低敏感性。但在重度哮喘尚未开展这样的研究。

（5）白三烯调节剂：在吸入激素基础上加用孟鲁司特，在预防需全身激素治疗的急性发作或改善中度哮喘的症状方面，其疗效不如 LABA。三项关于成人中度至重度哮喘（未使用 LABA）的研究证实，吸入激素联合白三烯调节剂对肺功能具有一定疗效。其中两项研究纳入的病例是阿司匹林过敏性哮喘，其中 35% 的患者使用了全身激素。相反，在一项针对接受 LABA 和吸入激素治疗（有的同时口服激素）的成人重度哮喘的研究中，加用孟鲁司特在 14 d 内未改善临床结局。阿司匹林过敏个体与非阿司匹林过敏者相比，是否对白三烯调节剂的反应性更好，目前尚无研究结论。

（6）长效抗胆碱药：在中等至大剂量吸入激素联合（或不联合）LABA 未能控制的中-重度哮喘患者，噻托溴铵能够改善肺功能和症状。在使用大剂量吸入激素和 LABA 的患者，加用噻托溴铵可改善 FEV_1、减少短效 β2-受体激动剂使用，在一定程度上减少严重发作的风险。

（二）针对重度哮喘的特异性治疗方法

ERS/ATS 专家组针对重度哮喘的管理和治疗，提出了对专科医师来讲具有重要性的 7 个临床问题，其中 2 个涉及基于表型的重度哮喘处理，5 个涉及治疗方法的选择。

问题（2）：对于重度哮喘患者应该采用痰嗜酸粒细胞计数指导的治疗吗？（而不是只由临床标准指导的治疗）

推荐意见（2）：对于成人重度哮喘，建议采用由临床标准和痰嗜酸粒细胞计数指导的治疗，而不是只由临床标准指导的治疗。对于儿童重度哮喘，建议采用仅由临床标准指导的治疗。

专家组认为，推荐在成人患者采用痰嗜酸粒细胞计数指导治疗，主要考虑到通过嗜酸粒细胞计数调整治疗会使某些患者获益，可避免不适当的治疗升级。对于儿童患者不推荐采用，主要考虑的是为了避免这种没有标准化、应用尚不广泛的干预措施，其次是结果的不确定性和有限的临床获益。专家组提出，这种方法只能在有痰嗜酸粒细胞检测技术和经验的专业中心采用。有可能从中获益的是那些能够咯痰、存在嗜酸粒细胞增多、频繁发作的重度哮喘患者。

问题（3）：对于重度哮喘应该采用临床标准联合 FeNO 指导的治疗吗？（而不是仅由临床标准指导的治疗）

推荐意见（3）：建议临床医生不要采用 FeNO 指导成人或儿童重度哮喘的治疗。

专家组认为，这一建议主要考虑的是为了避免额外的医疗费用，其次是 FeNO 监测的获益存在不确定性。

问题（4）：在重度变应性哮喘患者应该使用抗 IgE 单克隆抗体吗？

推荐意见（4）：对于重度变应性哮喘，建议在成人和儿童进行奥玛珠单抗（Omalizumab）试验性治疗。

专家组认为，这一建议主要考虑到某些重度变应性哮喘患者可从奥玛珠单抗治疗中获益。考虑试用奥玛珠单抗的重度哮喘成人和儿童（年龄 ≥6 岁），应具有经证实的 IgE 依赖性变应性哮喘、尽管采用了最佳的药物和非药物治疗、以及脱离过敏原后，病情仍未控制，而且血清 IgE 水平 30~700 U/ml。主治医师应对治疗反应进行全面评估，包括哮喘控制的改善、发作的减少、非计划就诊减少、生活质量改善等。如果在治疗 4 个月后仍无反应，继续使用将不可能有益。

问题（5）：MTX 应该用于重度哮喘的治疗吗？

推荐意见（5）：建议临床医生不要在重度哮喘成人或儿童应用 MTX。

专家组指出，该建议主要考虑的是为了避免 MTX 的不良反应，至于减少全身激素剂量的可能获益则是次要考虑。关于 MTX 的随机临床试验只在成人患者进行过。由于其不良反应和监测需要，建议 MTX 的临床应用只限于专业性中心，而且只用于需每日口服激素治疗的患者。如果决定使用 MTX，推荐在实施治疗前后进行胸 X 线片、全血计数（包括分类和血小板计数）、肝功能、血清肌酐检测，以及肺功能 DLco 测定。

问题（6）：大环内酯类抗生素应该用于重度哮喘患者吗？

推荐意见（6）：建议医生不要在重度哮喘成人和儿童应用大环内酯类抗生素来治疗哮喘。

专家组指出，该建议考虑的重点是防止大环内酯类抗生素耐药，其次是治疗获益的不确定性。专家组提出，该建议只适用于哮喘本身的治疗，不适用于其他指征，例如应用大环内酯类抗生素治疗支气管炎、鼻窦炎或其他细菌感染。

问题（7）：抗真菌药应该用于重度哮喘患者吗？

推荐意见（7）：建议抗真菌药用于重度哮喘伴反复发作的变应性支气管肺曲霉病（ABPA）患者。建议医生不要用抗真菌药治疗不伴有 ABPA 的重度哮喘患者，无论其是否存在真菌致敏（即皮肤挑刺试验阳性或血清真菌特异性 IgE 阳性）。

专家组指出，推荐在合并 ABPA 的重度哮喘患者使用抗真菌药，主要是考虑到抗真菌治疗可能会减少急性发作风险和改善症状，至于药物不良反应和相互作用、医疗费用增加，则是次要问题。而推荐不要在不合并 ABPA 的重度哮喘患者（无论是否致敏）使用抗真菌药，则是强调了避免不良反应、抗真菌药与其他药物相互作用以及增加医疗费用的重要性，其次是临床获益的不确定性。

专家组指出，推荐不要在不合并 ABPA 的重度哮喘患者使用抗真菌药，只适用于哮喘治疗，而不适用于抗真菌治疗的其他指征，例如侵袭性真菌感染的治疗。因为抗真菌治疗有时可出现严重副作用（例如肝毒性），医师应熟悉这些药物，遵守相关的副作用监测警示，遵守建议的用药时间限制。

问题（8）：支气管热成形术应该用于重度哮喘患者吗？

推荐意见（8）：推荐热成形术只在机构审查委员会批准的独立性系统登记或临床研究中在重度哮喘成人进行。

针对热成形术的推荐意见是该指南中唯一的一个"强推荐"，但证据质量仍属"很低"。专家组提出，该建议的主要考虑是避免副作用和医疗费用增加、以及尚不清楚哪些患者将从中获益；其次考虑的是症状和生活质量改善的不确定性。

专家组指出，热成形术潜在的获益和伤害都存在较大的可能性，而且这种新的侵袭性干预疗法其长期结局尚属未知。将来需要实施经过特别设计的研究以明确其对客观的主要结局（例如急性加重率）的影响，以及对肺功能的长期效应。该疗法对哪些患者（表型）具有更好的效果，对重度阻塞性哮喘（$FEV_1 < 60\%$ 预计值）或使用全身激素的患者效果如何。其长期获益和安全性等，都需要研究回答。

（三）以分子为靶点的实验性重度哮喘治疗

慢性重度哮喘具有不同的内在机制，临床表现多样；这提示进行表型分型和个体化治疗，可能会改善疾病结局并避免药物副作用。抗 IgE 治疗开启了重度哮喘的特异性治疗时代，尽管预测哪些个体会对治疗有反应仍存问题。近期以特异性哮喘炎症通路为靶点的实验性生物学疗法已有阳性结果的报道，并确定了一些免疫炎症表型（表 3-4）。尽管抗 IL-5 单抗（mepolizumab）对于未加选择的中度哮喘患者没有益处，但对于持续性痰嗜酸粒细胞增多的重度哮喘患者，2 种抗 IL-5 单抗（mepolizumab 和 reslizumab）均被证实不但改善症状和肺功能，还减少急性发作和口服激素使用。另一项研究则发现 mepolizumab 在成人和青少年哮喘患者减少急性发作率，但未能改善 FEV_1 和生活质量。一种 IL-13 单抗（lebrikizumab）被证实在重度哮喘患者改善 FEV_1，但没有影响

表 3-4　重度哮喘潜在的表型靶向治疗

特征	相关性	特异性靶向治疗
重度变应性哮喘	血和痰嗜酸粒细胞	抗 IgE（成人和儿童）
	高血清 IgE	抗 IL-4/IL-13
	高 FeNO	抗 IL-4 受体
嗜酸粒细胞性哮喘	血和痰嗜酸粒细胞	抗 IL-5
	反复发作	抗 IL-4/IL-13
	高 FeNO	抗 IL-4 受体
中性粒细胞性哮喘	激素不敏感	抗 IL-8
	细菌感染	CXCR2 拮抗剂
		抗 LTB4（成人和儿童）
		大环内酯类（成人和儿童）
慢性气流阻塞	气道壁重塑	抗 IL-13
	（气道壁厚度增加）	支气管热成形术
反复发作	痰嗜酸粒细胞	抗 IL-5
	对吸入和/或口服激素反应低	抗 IgE（成人和儿童）
激素不敏感	痰中性粒细胞	p38MAPK 抑制剂
		茶碱（成人和儿童）
		大环内酯类（成人和儿童）

急性发作率和哮喘症状。事后分析发现该抗体在 Th2 炎症水平较高的一组患者（血清 periostin 升高），则改善支气管扩张剂后 FEV_1。另外 2 种生物学疗法也显示一定疗效，但没有针对选择靶点进行特异性的表型分型。一种是酪氨酸激酶抑制剂 mastinib，靶点是干细胞因子和血小板衍生生长因子，研究发现在成人重度哮喘能够减少口服激素剂量，同时改善哮喘控制，但对肺功能无效果。Daclizumab 是一种针对活化淋巴细胞 IL-2 受体 α 链的人源化 IgG1 单抗，在吸入激素未能控制的中-重度成人哮喘患者，能够改善 FEV_1 和哮喘控制。其他正在进行临床试验的分子靶向疗法还有很多（表3-4），将来有望为改善基于表型的重度哮喘治疗提供更多选择。

参考文献

[1] Chung KF, Godard P, Adelroth E, et al. Difficult/therapy-resistant asthma: the need for an integrated approach to define clinical phenotypes, evaluate risk factors, understand pathophysiology and find novel therapies. ERS Task Force Difficult/Therapy-Resistant Asthma. European Respiratory Society. Eur Respir J, 1999, 13 (5): 1198-1208.

[2] Proceedings of the ATS workshop on refractory asthma: current understanding, recommendations, and unanswered questions. American Thoracic Society. Am J Respir Crit Care Med, 2000, 162 (6): 2341-2351.

[3] 孙永昌. 关于重度支气管哮喘的概念和病理生理特征. 中华结核和呼吸杂志, 2003, 26 (3): 172-174.

[4] 孙永昌. 中性粒细胞在重症支气管哮喘患者气道炎症和气道重塑中的可能作用. 中华结核和呼吸杂志, 2004, 27 (12): 853-855.

[5] Chung KF, Wenzel SE, Brozek JL, et al. International ERS/ATS guidelines on definition, evaluation and treatment of severe asthma. Eur Respir J, 2014, 43 (2): 343-373.

[6] Brusselle GG, Kraft M. Trustworthy guidelines on severe asthma thanks to the ERS and ATS. Eur Respir J, 2014, 43 (2): 315-318.

耐药社区获得性肺炎的识别与处理

第 4 章

印 洁 施 毅
南京军区南京总医院

社区获得性肺炎（community acquired pneumonia，CAP）是严重威胁人类健康常见感染性疾病之一，在美国每年约有 CAP 患者 300~560 万例，超过 100 万人次住院，平均病死率 8.8%~15.8%，居所有疾病死因的第 6 位。早在 1999 年中华医学会呼吸病学分会制定的"社区获得性肺炎诊断和治疗指南（草案）"中就已经对 CAP 的诊断和治疗做出详细规范，2006 年更新出版"社区获得性肺炎诊断和治疗指南"，并于 2010 年 1 月纳入卫生部临床路径病种目录。但是近年来随着人口老龄化、致病菌的变迁、细菌耐药率逐年上升、基础病/合并症增多等各种因素导致 CAP 发病率、死亡率逐年上升。因此如何在指南的框架下，结合个体实际情况以及感染病原菌的特点，制定个体化的治疗方案，才是当今呼吸科医师面临的挑战。在 CAP 治疗中，常见致病菌对抗菌药物耐药性的出现和增加是影响个体化治疗方案正确选择和临床疗效的重要因素，本章重点对此进行探讨，以期对临床正确识别和处理耐药 CAP 提供参考。

一、CAP 常见致病菌及耐药现状

明确 CAP 病原学对临床诊断和治疗有重要意义，但即使应用多种实验室检测技术，CAP 病原分离率也很少超过 50%。我国开展的多个大型前瞻性 CAP 病原谱调查结果显示，肺炎链球菌仍是最常见的病原体。但随着时间的推移，肺炎支原体等非典型病原体所占比例不断增加，目前已达到 20%~30%。细菌、非典型病原体和病毒混合感染在 CAP 中非常常见，门诊轻症的 CAP 中通常为肺炎支原体感染，ICU 的重症患者常常为肺炎链球菌、军团菌、金黄色葡萄球菌及革兰阴性菌［如产超广谱 β 内酰胺酶（extended-spectrum β-lactamases，ESBL）的肠杆菌科细菌］感染。在 2003 年传染性非典型肺炎（严重急性呼吸综合征）（severe acute respiratory syndromes，SARS），近年的高致病性禽流感（H5N1、H7N9 等）以及新型甲型 H1N1 流感病毒感染的流行中，细菌和病毒的混合感染加重了治疗的困难。同时值得关注的是，既往 CAP 中检出的金黄色葡萄球菌通常为甲氧西林敏感的金黄色葡萄球菌（methicillin sensitive *Staphylococcus aureus*，MSSA），但近年来社区相关的耐甲氧西林金黄色葡萄球菌（community acquired methicillin resistant *Staphylococcus aureus*，CA-MRSA）感染已经在世界范围内逐渐增加，尤其是 CA-MRSA 肺炎，临床症状严重，治疗困难，应该引起临床医生的重视。

肺炎链球菌是 CAP 的主要致病原之一，其耐药问题备受关注。青霉素是治疗肺炎链球菌感染的主要抗菌药物之一，2008 年美国临床实验室标准化协会（Clinical and Laboratory Standards Institute，CLSI）对肺炎链球菌非脑膜炎株的青霉素折点值进行了调整，其中敏感株（PSSP）

从≤0.06 mg/L 调整为 2 mg/L，中介株（PNSP）从≤0.12~1.0 mg/L 调整为 4 mg/L，耐药株（PRSP）从≥2 mg/L 调整为≥8 mg/L。根据新版标准，2013 年 CHINET 肺炎链球菌耐药监测显示儿童株中 PSSP、PNSP 和 PRSP 的检出率分别为 67.1%、11.6%和 21.3%，成人株分别为 90.7%、5.4%和 4.0%。对比 2011 年数据，发现成人株中 PISP 和 PRSP 比率分别增加了 0.6%及 1.9%，PSSP 比率下降了 2.4%。本单位的研究结果与此类似，肺炎链球菌对青霉素的不敏感率为 3.4%，总耐药率不高。但对头孢呋辛的不敏感率仍然接近 50%；对头孢曲松、美罗培南的敏感率也仅与青霉素相当。肺炎链球菌对大环内酯类的耐药情况一直很严峻，2013 年中国 CHINET 细菌耐药监测显示，儿童株和成人株对红霉素和克林霉素耐药率均较高。本单位数据显示肺炎链球菌对红霉素耐药率也高达 89.1%。随着呼吸喹诺酮类应用的增多，儿童组中已出现少数左氧氟沙星耐药株，但较成人组菌株的耐药率为低，可能与喹诺酮类禁止在儿童全身使用有关。未发现万古霉素和利奈唑胺耐药株。

2009 年欧洲的一项调查显示，CA-MRSA 感染的发生率为 0.51~0.64/10 万居民。在美国 2003 至 2004 年流感季节中，CDC 已报道 15 例由社区 MSSA 和耐甲氧西林金黄色葡萄球菌（methicillin-resistant staphylococcus aureus，MRSA）导致的肺炎。在 2007 年，CDC 报道了 10 例 CA-MRSA，其中死亡 6 例均为健康者。目前我国 CA-MRSA 的流行情况及耐药率尚不清楚，CA-MRSA 肺炎的相关资料就更为缺乏，到目前为止，临床上仅有个案病例报告。但在全球 CA-MRSA 相关感染流行范围不断扩大的趋势下，预期我国 CA-MRSA 肺炎患者也会逐步增多，需要高度警惕，但这方面尚需要更多的临床研究。

我国是非典型病原体检出率较高的国家，流行病学调查显示：非典型病原体检出率为 31.8%，其中主要是肺炎支原体。我国的肺炎支原体对大环内酯类药物耐药率远远高于欧美国家，如对红霉素和阿奇霉素的耐药率分别为 71.7%和 60.4%，但尚未发现喹诺酮及四环素类药物耐药株。

对于有基础心脑疾病、多种内科合并症、长期卧床、反复鼻饲以及近期接受过抗感染治疗的人群，革兰阴性肠杆菌感染机会增加。欧洲 CAPNETZ 研究结果显示：CAP 患者中能确定阴性肠杆菌的病例 67/5 130，检出率 1.3%，其中阴性肠杆菌菌血症 27 例，呼吸道标本（同时具备合格痰标本中培养优势菌≥1×10⁶ CFU/ml，和支气管肺泡灌洗液培养≥1×10⁴ CFU/ml）培养阳性确诊 40 例。需要注意的是，该研究对于呼吸道标本中只有痰或者支气管肺泡灌洗液两者中一项培养阳性定义为未能确定组，这组人群高达 172 例。所以如何有效识别革兰阴性肠杆菌感染的常见易感因素就显得极为重要。

二、各种耐药菌的易感危险因素

（一）肺炎链球菌

英国指南将肺炎链球菌肺炎的危险因素分为高危、中危、低危三级。

1. 高危（确定的危险因素）　年龄<2 岁或>65 岁，无脾脏或脾脏功能低下，嗜酒，糖尿病，近期患流感，体液免疫缺陷（补体或免疫球蛋白），人类免疫缺陷病毒感染，新近感染新的致病性强的菌株。

2. 中危（可能的危险因素）　基因多态性［如补体、甘露聚糖结合凝集素、白介素 1 受体相关激酶 24、髓样分化因子 88 样接受蛋白（Mal）、髓样分化因子 88（MyD88）］，贫困，人群聚集，处于肺炎链球菌疫苗接种率低地区，吸烟，慢性肺病，严重肝病，其他如近期病毒性感染，黏液清除功能减退。

3. 低危（可疑的危险因素）　近期使用抗生素，细胞免疫缺乏和中生粒细胞缺乏，咳嗽反射降低，吸入性肺炎（理化性），应用质子泵抑制剂和其他胃酸抑制剂，上呼吸道有大量菌群负荷，入住儿童日间护理机构。

（二）MRSA

有下列情况之一者应提高 CA-MRSA 引起 CAP 的警惕：<2 岁的婴儿，参与身体密切接触体育运动项目（如橄榄球）的运动员，注射毒品者，易性同性恋者，服兵役者，居住在教养院、民居或避难所中的人群，家畜、宠物饲养者及养猪的农户，已知有 CA-MRSA 寄植或近期有曾去流行区的历史，近期与 CA-MRSA 感染或寄植者有接触，属于 CA-MRSA 寄植率增加的相关人群，流感并发或流感后肺炎，以前有反复发生的疖或皮肤脓肿病史或家族史（在过去 6 个月内发生 ≥2 次）。

（三）产 ESBL 阴性肠杆菌

易感 ESBL 肠杆菌科细菌患者的危险因素包括：既往抗菌治疗（尤其是头孢菌素和青霉素治疗），医院获得性感染，住院时间>14 d，入住 ICU，插管（包括胃造口术/经鼻胃管、尿路插管、中心静脉插管），机械通气。

（四）大环内酯类耐药肺炎支原体

肺炎支原体感染患者一般年龄较低，外周血白细胞计数显著低于非支原体感染者。感染大环内酯类耐药的肺炎衣原体的危险因素尚不清楚，可能与长期使用大环内酯类抗生素有关，尤其在儿童。

三、临床特征

细菌性肺炎的症状变化较大，可轻可重，取决于病原体和宿主的状态。常见症状为咳嗽、咳痰或原有呼吸道症状加重，并出现脓性痰、铁锈色痰或血痰，伴或不伴有胸痛。病变范围大者可有呼吸困难、呼吸窘迫。大多数患者有发热。早期肺部体征无明显异常，重症患者可有呼吸频率增快、鼻翼扇动、发绀。肺实变时有典型的体征，如叩诊浊音、触觉语颤增强和支气管呼吸音等，也可闻及湿性啰音。并发胸腔积液者，患侧胸部叩诊浊音、触觉语颤减弱、呼吸音减弱。

肺部革兰阳性菌感染的特点为全身症状重，畏寒、发热，外周血白细胞显著增高，肺部病变短期内变化大，进展快，血培养阳性率高。CA-MRSA 可引起反复发作性皮肤软组织感染（skin and soft tissue infection，SSTI）、坏死性肺炎、血流感染等。亚急性坏死性筋膜炎常发生于静脉药瘾者或者处于疾病共存状态者（如伴有丙型肝炎或糖尿病）。坏死性肺炎多发生于年轻人（中位年龄为 14.8 岁），病死率达 75%。有流感样前驱症状，病情进展快，出现咯血、严重的呼吸道症状、高热、血压升高、白细胞下降、C 反应蛋白（CRP）水平较高，胸 X 线片提示多小叶渗出、空洞、胸腔积液。肺部革兰阴性菌感染的共同特点为肺实变或病变融合，组织坏死后容易形成多发性脓肿，常累及双肺下叶；若波及胸膜可引起胸膜渗液或脓胸。

非典型病原体所致肺炎起病多隐袭，常有 10~20 d 的潜伏期。症状与典型的细菌性肺炎类似，但呼吸道症状中最突出表现为阵发刺激性呛咳，偶有少量黏液。肺外表现常见，主要为发热、乏力、咽痛、头痛、食欲不振、腹泻、肌痛、耳痛等。咳嗽多为干咳且持续时间较长，偶伴有胸骨后疼痛。除军团菌外，非典型肺炎临床表现通常较轻，可自愈。体格检查可见咽部充血，颈部淋巴结肿大，肺部体征与病变程度常不对称，可无明显体征。

易感肺炎支原体的 CAP 患者特征包括：患者年龄更低，具有较少的合并症，重症感染患者较少，炎症反应较少，住院时间更短，机械通气发生率低，患者死亡率低，患者预后更好。因军团菌 CAP 住院的患者特征包括：年龄 ≥65 岁，糖尿病，意识障碍，CURB-65 1~2 分，低钠血症，机械通气。革兰阴性肠杆菌 CAP 的临床特征包括高龄，合并症/基础疾病多，长期卧床，反复鼻饲、长期居住在护理院或者养老院中。在确诊的患者中死亡率高达 20%。充血性心力衰竭和脑血管病是革兰阴性肠杆菌 CAP 的独立危险因素。

四、治疗方案

为了规范用药和减少耐药，各国都制订了 CAP 诊治指南，其中经验性抗菌治疗的基本原则为：①明确诊断和确定抗菌治疗指征，抗菌药物仅适用于细菌性和非典型病原体肺炎；②根据病情严重度评估进行分级治疗；③尽早开始初始的经验性抗菌治疗；④重视和提高住院 CAP 患者的病原学诊断水平，以改善后续治疗；⑤参考指南并结合当地病原菌耐药性资料优化治疗策略，以求最佳疗效和最少耐药；⑥运用抗菌药物的药动学/药效学原理指导临床用药；⑦参考药物经济学评价选择药物。

（一）经验性治疗

指南对不同人群的经验性抗菌治疗方案：均推荐呼吸喹诺酮类单药或 β-内酰胺酶联合大环内酯类的治疗。2011 年 ERS/ESCMID "下呼吸道感染治疗指南" 推荐初始经验性抗菌药物将呼吸喹喏酮作为首选，无论从细菌的 MIC_{90} 还是药物的 PK/PD 数据均发现莫西沙星（400 mg/d）优于左氧氟沙星（750 mg/d）。

1. 如果患者高度怀疑耐药肺炎链球菌感染，经验性抗菌治疗应选择高剂量青霉素类（青霉素、阿莫西林/克拉维酸）、头孢曲松或呼吸喹诺酮类（如莫西沙星、左氧氟沙星或吉米沙星）。我国肺炎链球菌对大环内酯类耐药率高，而且多是高水平耐药，所以不建议单独使用大环内酯类进行经验性治疗。

2. 对于因严重 CAP 住院且有感染 CA-MRSA 危险因素的患者，当已涵盖苛养菌、非典型致病原，特别是也包括肠杆菌科细菌的治疗无效时，可考虑进行经验性抗 MRSA 治疗，严重 CAP 的定义为肺炎伴如下情况之一：①需进入 ICU 治疗；②胸部影像学检查表现坏死或空洞浸润；③伴有脓胸。当病原学检查排除 MRSA 时应停用经验性治疗。

3. 如果高度怀疑非典型病原体感染，当应用大环内酯类抗生素治疗 72 h 后症状仍无明显改善的成人肺炎患者，应考虑大环内酯类抗生素耐药肺炎支原体感染的可能，若无明确禁忌证，可换用呼吸喹诺酮类药物或四环素类抗生素。

4. 在有产 ESBL 肠杆菌科细菌感染风险的患者，尤其是有应用第三代头孢菌素病史者，经验性单药治疗主要选择碳青霉烯类（如厄他培南），在部分中轻症患者，可以选择 β 内酰胺类/β 内酰胺酶抑制剂复合制剂（如头孢哌酮/舒巴坦、哌拉西林/他唑巴坦）。

（二）不同耐药菌 CAP 的抗菌治疗

1. 肺炎链球菌的治疗

（1）治疗 PSSP 和 PISP 引起的肺部感染：首选大剂量 β 内酰胺类药物治疗，包括青霉素和第二、三代头孢菌素。英国胸科学会（BTS）推荐氨苄西林 500 mg，每 6 小时 1 次；或苯唑西林 1~2 g，每 6 小时 1 次。美国感染病学会/美国胸科学会（IDSA/ATS）建议青霉素 G 600 万~

1 000 万 U/d。欧洲呼吸病学会（ERS）推荐青霉素或者第二、三代头孢，必要时加用大环内酯类。如患者对 β 内酰胺类药物过敏，建议给予克拉霉素、阿奇霉素或氟喹诺酮类抗生素。

（2）治疗 PRSP 导致的 CAP：建议选用头孢曲松或头孢噻肟、大剂量青霉素（≥1 000 万 U/d）、厄他培南、亚胺培南、美罗培南以及呼吸喹诺酮（莫西沙星或左氧氟沙星 750 mg）。具体推荐为：BTS 建议大剂量青霉素，或第二、三代头孢菌素，或其他备选方案；IDSA/ATS 推荐第二、三代头孢菌素，或氟喹诺酮类；ERS 推荐氟喹诺酮类，或万古霉素、利奈唑胺。

（3）治疗多重耐药［对青霉素、红霉素、四环素、氯霉素、甲氧苄胺嘧啶/磺胺甲噁唑（TMP/SMX）耐药］的肺炎链球菌导致的肺炎：根据药敏试验选择敏感药物，建议选用万古霉素（或替考拉宁）或者利奈唑胺，必要时联合利福霉素和呼吸喹诺酮类药物。需要注意的是，即使对待 PRSP，一般情况下通常也不需要使用糖肽类或利奈唑胺治疗，只有在那些对青霉素过敏，或青霉素高水平耐药（MIC≥4 mg/L）的患者才考虑使用。

由于我国成人 CAP 致病肺炎链球菌对青霉素的不敏感率在 3% 左右，治疗时仍可选择青霉素，但需提高剂量，如青霉素 G240 万 U 静脉滴注，每 4~6 小时 1 次。高水平耐药或存在耐药高危险因素时应选择头孢曲松、头孢噻肟、厄他培南、呼吸喹诺酮或万古霉素。我国肺炎链球菌对大环内酯类耐药率普遍在 60% 以上，且多呈高水平耐药，因此在疑为肺炎链球菌所致 CAP 时不宜单独应用大环内酯类抗生素。对于肺炎链球菌感染住院患者来说标准治疗已不能保证有效，必须对分离出的临床菌株（尤其是从血液和脑脊液中分离出的菌株）进行药物敏感性试验。对重症肺炎链球菌肺炎患者采用有效的抗生素进行早期干预可使其获得生存优势，所以在就诊后应尽可能早（<4~6 h）地给予抗生素治疗，其他一些挽救患者生命的措施包括氧疗、通气支持、容量控制、升压药、营养支持等也非常重要。患者经过有效的静脉抗感染治疗，病情稳定，胃肠道吸收功能正常，即可改为口服药物治疗。抗感染治疗一般可于退热和主要呼吸道症状明显改善后 3~5 d 停药，但疗程视不同病原体、病情严重程度而异，不宜将肺部阴影完全吸收作为停用抗菌药物的指征。对于肺炎链球菌非菌血症肺部感染用药至患者热退后 72 h 即可，如果伴有菌血症疗程延长至 10~14 d，对于重症感染需要入住 ICU 甚至机械通气的患者，疗程不确定，可以遵循降阶梯治疗原则。

2. CA-MRSA 的治疗　对于 CA-MRSA 肺炎，推荐静脉应用万古霉素、去甲万古霉素、替考拉宁或利奈唑胺治疗。

（1）万古霉素：目前依然是治疗 MRSA 感染的一线治疗药物。成人剂量通常为 1 g（或 15~20 mg/kg），静脉用药，1 次/12 h，要求谷浓度达到 15~20 mg/L（AUC/MIC≥400），特别是院内获得性肺炎（含呼吸机相关性肺炎）。美国 IDSA 制定的临床实践指南中推荐，对于肾功能正常患者，剂量为 15~20 mg/（kg·次）（实际体重），单次剂量不超过 2 g，1 次/8~12 h；对于严重感染，可给予 25~30 mg/kg（实际体重）负荷剂量，供同道们参考。儿童剂量：40 mg/（kg·d），静脉用药，4 个月~5 岁，分次，1 次/6 h；2~18 岁，分次，1 次/8 h；或每次 15 mg/kg，静脉用药，1 次/6 h。

虽然 2002 年美国报道了万古霉素耐药的金黄色葡萄球菌临床分离株，但发生率一直很低，更大的问题是万古霉素中介（以及异质性中介）金黄色葡萄球菌的出现，导致万古霉素 MIC 升高的菌株不断增多，而万古霉素治疗时 MIC>15 μg/ml 的病死率明显高于 MIC<15 μg/ml 者。因此，监测万古霉素谷浓度是指导剂量调整最精确和最实用的方法，有条件应在第 4 次或第 5 次给药之前，测定血药浓度稳定状态下的血药谷浓度。如果临床分离株对万古霉素的 MIC≤2 μg/ml，应根据临床治疗反应和微生物清除状况决定是否使用万古霉素，反应好可继续使用并严密随访，如果反应差则应更换其他药物。万古霉素与夫西地酸、利福平、磷霉素或氨基糖苷类抗生素联合治疗已应

用于临床，其中以万古霉素联合利福平的临床疗效更好，但总体来说联合治疗的疗效尚缺乏循证医学证据，有待于进一步验证。

（2）去甲万古霉素：是我国研制的糖肽类抗菌药物，其作用、不良反应与万古霉素相当。成人剂量：0.8~1.6 g/d，静脉，分 2~4 次给药。儿童 16~32 mg/（kg·d），静脉用药，分 2 次给药。

（3）替考拉宁：其特点与万古霉素类似，但由于该药的血清蛋白结合率高，需要给予负荷剂量。成人剂量：负荷剂量 400 mg（或 6 mg/kg），静脉用药，1 次/12 h，连用 3 个剂量；维持剂量 400 mg（或 6 mg/kg），静脉用药，1 次/d。儿童剂量：2 个月以上的儿童，负荷剂量为 10 mg/kg，静脉用药，1 次/12 h，前 3 个剂量；维持剂量：严重感染和中性粒细胞减少者 10 mg/kg，中度感染者 6 mg/kg，静脉或肌肉注射，1 次/d。<2 个月的婴儿：第 1 天负荷剂量为 16 mg/kg，只用 1 次；维持剂量：8 mg/kg，1 次/d，静脉滴注时间≥30 mim。值得注意的是，我国医生在临床应用过程中通常忽视给予负荷剂量的替考拉宁，这是影响其临床疗效的重要原因。

（4）利奈唑胺：具有更好的药代动力学特征，尤其对危重患者，口服生物利用度高（90%）。成人剂量：600 mg，静脉或口服，1 次/12 h。12 岁以下儿童剂量为 10 mg/kg，静脉或口服，1 次/8 h，总剂量不超过 600 mg/次。利奈唑胺的优点是肺组织浓度高，虽然国外已经有对其耐药 MRSA 菌株出现，但敏感度仍高达 99% 以上，我国尚未发现耐利奈唑胺的 MRSA 菌株。

值得注意的是我国 MRSA 分离株主要是 HA-MRSA 分离株，对红霉素和克林霉素耐药率高，我国院内获得性肺炎临床调查结果显示，MRSA 对克林霉素的耐药率高达 100%，故不建议用于 MRSA 肺炎的治疗。

MRSA 肺炎的抗感染疗程需根据感染的严重程度决定，通常为 7~21 d，但一般不推荐短疗程，尤其是中重度肺炎疗程通常需要 2~3 周，最长可用至 28 d。如果同时有心内膜炎和/或骨髓炎，疗程需要 4~6 周。

3. 非典型病原体 有研究显示大环内酯类药物对于肺炎支原体耐药株引起的感染仍然有效，但是控制症状如发热、咳嗽等所需时间明显大于敏感株。我国成人肺炎支原体专家共识指出：根据现有的研究结果，建议在临床工作中，对大环内酯类抗生素治疗 72 h 仍无明显改善的成人支原体肺炎患者，应考虑大环内酯类抗生素耐药菌株感染的可能，若无明确禁忌证，可换用呼吸喹诺酮类药物（莫西沙星和左氧氟沙星）或四环素类抗生素（米诺环素）。一般疗程为 10~14 d，肺炎衣原体疗程相似，有文献推荐 21 d。

对军团菌有效的药物包括大环内酯类、氟喹诺酮类、四环素以及利福平。红霉素应用最早，但是由于严重不良反应限制了临床使用。文献或者指南多推荐新一代大环内酯类或者呼吸喹诺酮药物治疗。尤其是呼吸喹诺酮具有能覆盖常见典型和非典型肺炎的病原体，使用简单，经济，药代动力学稳定，血液和肺组织中浓度高，不良反应少等优点，可以但要用于军团菌导致的重症肺炎，而且疗程短，只需 2 周。多西环素对军团菌有较强的抗菌活性，其作用优于红霉素联合利福平。中-重症感染时先给负荷量 200 mg 口服/静脉，1 次/12 h，3 d 后改为 100 mg，1 次/12 h 维持治疗。因为多西环素是浓度依赖性抗生素，也可以 400 mg 口服/静脉，1 次/24 h，3 d 后改为 200 mg，1 次/24 h 维持治疗。泰利霉素目前只在欧美上市，属于第三代大环内酯类药物，目前只有口服制剂，一般用于轻-中症患者或者静脉治疗后序贯用药。疗程一般推荐 14 d，对于免疫缺陷宿主需要延长至 14~21 d。经典红霉素联合利福平方案疗程 4~6 周。

4. 产 ESBL 的肠杆菌科细菌 耐药数据显示产 ESBL 肠杆菌（主要是肺炎克雷伯菌和大肠埃希菌）对亚胺培南的敏感率高达 98% 以上，所以以对于产 ESBL 肠杆菌科细菌治疗首选碳青霉烯类，如亚胺培南（0.5 g，静脉，1 次/6 h；1.0 g，静脉，1 次/6~8 h）和美罗培南（1.0 g，静脉，

1 次/6~8 h），如对碳青霉烯耐药可选多黏菌素 B ［15 000~25 000 U/（kg·d），静脉，1/12 h］治疗。

替加环素是新型抗菌甘氨环素类药物，即米诺环素的衍生物，对几乎所有常见的引起 CAP 的病原体都有效。体外试验显示替加环素对耐万古霉素肠球菌、MRSA、耐青霉素肺炎链球菌和其他多药耐药革兰阴性菌、厌氧菌以及非典型病原体均具有良好活性。但是对铜绿假单胞菌无效，对变形杆菌属的作用较差。可以作为多药耐药菌一线药物治疗失败后的选择，具有不良反应小，不需要皮试的优点。

CAP 是最为常见的感染性疾病之一，大多数抗感染治疗能迅速痊愈，但是仍然存在炎症延迟吸收、治疗失败甚至死亡。治疗关键在于如何恰当地运用经验，制定适合患者个体的实际状况的治疗方案。其中患者因素主要包括：年龄≥65 岁、合并基础疾病、患者口二氧化碳、血糖、降钙素水平等；且老年、合并基础疾病等是影响 CAP 严重程度的重要因素。有效识别不同 CAP 患者易感肺炎链球菌、金黄色葡萄球菌、阴性肠杆菌、非典型病原体的易感危险人群特征；根据指南推荐经验性使用呼吸喹诺酮类单药或联合治疗，及时留取培养，根据药敏调整用药，同步治疗基础病/合并症，方能最大程度降低 CAP 患者治疗失败率及死亡危险。

参考文献

［1］Mandell LA, Wunderink RG, Anzueto A, et al. Infectious Diseases Society of America/American Thoracic Society consensus guidelines on the management of community-acquired pneumonia in adults. Clin Infect Dis, 2007, 44（Suppl 2）：S27-S72.

［2］胡付品，朱德妹，汪复，等 . 2011 年中国 CHINET 细菌耐药性监测 . 中国感染与化疗杂志，2012, 12（5）：321-329.

［3］胡付品，朱德妹，汪复，等 . 2013 年中国 CHINET 细菌耐药性监测 . 中国感染与化疗杂志，2014, 14（5）：369-378.

［4］刘青，苏欣，张明，等 . 南京地区肺炎链球菌的耐药变迁及喹诺酮耐药机制研究 . 中国感染与化疗杂志，2014, 14（1）：1-6.

［5］尹玉东，曹彬，王辉，等 . 北京地区成人社区获得性肺炎患者中肺炎支原体耐药情况的多中心调查 . 中华结核和呼吸杂志，2013, 36（12）：954-958.

［6］von Baum H, Welte T, Marre R, et al. Community-acquired pneumonia through Enterobacteriaceae and Pseudomonas aeruginosa: diagnosis, incidence and predictors. Eur Respir J, 2010, 35（3）：598-605.

［7］van der Poll T, Opal SM. Pathogenesis, treatment, and prevention of pneumococcal pneumonia. Lancet, 2009, 374（9700）：1543-1556.

［8］Gould FK, Brincle R, Chadwick PR, et al. Guidelines（2008）for the prophylaxis and treatment of methicillin-resistant staphylococcus aureus（MRSA）infection in the United Kingdom. J Antimicrob Chemother, 2009, 63（5）：849-861.

［9］Woodhead M, Blasi F, Ewiq S, et al. Guidelines for the management of adult lower respiratory tract infections-summary. Clin Microbiol Infec, 2011, 17（Suppl 6）：1-24.

肺动脉高压的诊断与治疗

第5章

谢万木　首都医科大学附属北京朝阳医院
王　辰　中日医院

肺动脉高压（pulmonary hypertension，PH）是肺动脉压力异常增高的一种病理生理学状态，其本身不是一种独立的疾病，而是包括多种肺、心或其他系统性疾病。其血流动力学诊断标准为：在海平面、静息状态下，右心导管检查测肺动脉平均压（mean pulmonary artery pressure，mPAP）≥ 25 mmHg（1 mmHg＝0.133 kPa）。肺动脉压力增高可导致右心负荷增大及右心功能不全，从而引起一系列临床表现。

2013年第五次PH国际会议对PH的分类进行了修订，仍分为动脉性PH（pulmonary arterial hypertension，PAH）、左心疾病相关性PH、肺部疾病和/或低氧相关性PH、慢性血栓栓塞性PH（chronic thromboembolic pulmonary hypertension，CTEPH）及多种未明机制所致PH5大类，但对某些亚类进行了调整（表5-1）。

一、PH 的诊断

（一）PH 的诊断流程

如前所述，PH包含多种肺、心或其他系统性疾病，因此，PH的诊断涉及各个学科知识，相对复杂，首先要判断是否存在PH，同时鉴别属于哪一种疾病或何种类型PH，另外，还应对病情严重程度作出评估。

临床上，对于疑诊PH者，一般首先除外最常见的心、肺疾病相关PH（即第2、3大类PH），然后鉴别第四大类即CTEPH，再确定是否属于第1大类即动脉性PH或少见的第5大类PH，同时明确动脉性PH的亚类。具体而言，临床诊断可根据以下思路进行：①对不能解释的活动后气短、运动耐力下降、晕厥或存在右心功能不全表现的患者，应怀疑PH的可能，进行心脏超声检查予以筛查；②心脏超声初诊PH，判断是否属于最常见的肺部疾病或心脏疾病所继发，如根据危险因素、临床表现及胸X线片、心电图、肺功能（包括弥散量）、胸部高分辨率CT等辅助检查鉴别；③通过肺通气灌注扫描、右心导管和/或肺动脉造影检查诊断CTEPH或动脉性PH；④根据特异性的相关检查（主要是血液学检查）筛查某些疾病或危险因素相关PH。当然，临床实践中具体诊断流程需更为细致与个体化，某些患者可能无明显症状，心脏超声检查偶然发现，也需要进一步分析。

（二）常用检查方法的价值与选择

1. 心脏超声对PH的诊断价值　心脏超声检查是无创筛查PH最重要的方法，可评估右心结构和功能、估测肺动脉压力等指标。三尖瓣反流峰流速以及据此测算的肺动脉收缩压是超声诊断

表 5-1　肺动脉高压的临床分类

1. 动脉性肺动脉高压
　1.1 特发性肺动脉高压
　1.2 可遗传性肺动脉高压
　　1.2.1 BMPR2 相关
　　1.2.2 ALK1、endoglin、SMAD9、CAV1、KCNK3 相关
　　1.2.3 未知因素
　1.3 药物和毒物所致肺动脉高压
　1.4 疾病相关性肺动脉高压
　　1.4.1 结缔组织疾病
　　1.4.2 人免疫缺陷病毒（HIV）感染
　　1.4.3 门静脉高压
　　1.4.4 先天性心脏病
　　1.4.5 血吸虫病
1′ 肺静脉闭塞病和/或肺毛细血管瘤样增生症
1″ 新生儿持续性肺动脉高压
2. 左心疾病相关性肺动脉高压
　2.1 左心室收缩功能不全
　2.2 左心室舒张功能不全
　2.3 心脏瓣膜病
　2.4 先天性或获得性左室流出道或流入道阻塞及先天性心肌病
3. 肺部疾病和/或低氧相关性肺动脉高压
　3.1 慢性阻塞性肺疾病
　3.2 间质性肺疾病
　3.3 其他限制性与阻塞性通气障碍并存的肺部疾病
　3.4 睡眠呼吸障碍
　3.5 肺泡低通气综合征
　3.6 长期居住高原环境
　3.7 肺发育异常
4. 慢性血栓栓塞性肺动脉高压
5. 多种未明机制所致肺动脉高压
　5.1 血液系统疾病：慢性溶血性贫血、骨髓增生异常、脾切除
　5.2 系统性疾病：结节病、肺朗格罕斯组织细胞增多症、淋巴管平滑肌瘤病
　5.3 代谢性疾病：糖原累积症、戈谢病、甲状腺疾病
　5.4 其他：肿瘤压迫、纤维化性纵隔炎、慢性肾功能不全、节段性肺动脉高压

PH 的主要指标，肺动脉瓣反流速率增加、右心室射血时间缩短、右心增大、右心室壁增厚、肺动脉增宽等也提示 PH。关于心脏超声诊断 PH 的标准，目前认为三尖瓣反流峰流速>3.4 m/s 或肺动脉收缩压>50 mmHg 可临床诊断 PH；三尖瓣反流峰流速≤2.8 m/s 或肺动脉收缩压≤36 mmHg，且无其他指标提示 PH 者，可临床除外 PH；三尖瓣反流峰流速 2.8～3.4 m/s 或肺动脉收缩压 36～50 mmHg 者，提示可能存在 PH，需要结合临床情况进一步检查。当然，临床确诊仍需要右心导管测定肺动脉压力。

2. 如何选择 CT 肺动脉造影（CTPA）与肺通气灌注扫描　PH 的病因诊断离不开影像学检

查，CTPA、肺通气灌注扫描及肺动脉造影是临床上最常用的影像学检查方法。核素 V/Q 显像在第 4 大类 CTEPH 的诊断中具有很高的灵敏度，因此作为筛查 CTEPH 的首选方法，对临床无第 1、2 大类 PH 证据的患者，应首选 V/Q 以筛查 CTEPH。CTEPH 患者 V/Q 显像的典型改变为一个或多个肺段分布的通气灌注不匹配，肺通气及灌注显像正常或低度可能性可有效除外 CTEPH。CTPA 可以比较直观地显示肺动脉腔内、管壁周围病变，还可诊断肺内或纵隔内的其他病变，发现其他病因导致的 PH，如纵隔纤维化相关 PH 等。这正是 V/Q 显像及肺血管造影所不具备的。CTPA 检查对肺循环血流动力学的评估也具有一定价值，刘敏等认为，横断面成像上测量舒张期室间隔与胸骨中点至胸椎棘突连线的角度与肺血管阻力显著相关，具有较好的预测价值。这可能也是无创影像学检查方法估测肺循环血流动力学的一个重要研究方向。

（3）关于肺动脉造影与右心漂浮导管检查：肺动脉造影检查的主要目的是观察肺血管结构，发现是否存在充盈缺损或结构异常，因此对 CTEPH 的诊断及治疗具有重要意义，肺动脉造影对于明确是否有慢性血栓栓塞、栓塞部位及手术治疗可行性评估具有重要价值。影像学血栓负荷与血流动力学参数的匹配情况是评估手术可行性、手术风险及预后的重要指标，因此肺动脉造影检查在 CTEPH 评估手术方面具有更大优势，目前也被认为是 CTEPH 手术评估的"金标准"。对其他类型 PH 而言，肺动脉造影并非诊断必需。肺动脉造影常同期进行右心漂浮导管检查以测定血流动力学参数。但需要注意，肺动脉造影最好在所有血流动力学结果测定结束后进行，以免影响测定结果。急性血管反应试验也是右心漂浮导管检查的一项重要内容，目前建议除临床研究目的外，只有动脉性 PH 患者适于急性血管反应试验，其他类型 PH 患者急性血管反应阳性者极少，无明确临床获益。

（三）不同类型 PH 的诊断特点

1. 动脉性 PH　　动脉性 PH 是具有特征性肺动脉病变的一大类疾病，血流动力学定义除满足前述 mPAP≥25 mmHg 的 PH 诊断标准外，还需符合肺动脉楔压（pulmonary artery wedge pressure，PAWP）<15 mmHg，肺血管阻力（pulmonary vascular resistance，PVR）>3 wood 单位（wood unit，WU）。限定 PAWP<15 mmHg 以排除毛细血管前 PH，包含 PVR 的指标以尽可能除外无肺动脉病变的肺动脉压力增高，如肺血流量增多导致的高动力性 PH 早期。

2. 左心疾病相关性 PH　　左心疾病导致 PH 最主要的因素即肺静脉压力的增高导致肺动脉压力被动性升高，即单纯毛细血管后 PH，血流动力学表现为 PAWP>15 mmHg，这种情况下跨肺压差常正常（mPAP−PAWP<12 mmHg），PVR 也无明显升高。另一部分患者肺动脉压力增高较 PAWP 的升高更为明显，即肺动脉压力的增高与 PAWP 的增高不成比例，跨肺压差增加（>12 mmHg），这部分患者 PVR 也出现升高（>3.0 WU），可能与肺动脉血管张力增加或同时存在肺小动脉血管重塑有关，即表现为毛细血管前-毛细血管后并存性 PH。因此，从血流动力学角度，左心疾病相关性 PH 可分为 2 类，即单纯毛细血管后 PH 与毛细血管前-毛细血管后并存性 PH，除满足 mPAP≥25 mmHg 和 PAWP>15 mmHg 外，前者表现为跨肺舒张压差<7 mmHg，后者跨肺舒张压差≥7 mmHg。

3. 肺部疾病和/或低氧相关性 PH　　这类患者肺动脉压力增高程度多数并不严重，右心导管检查通常并非必需。如患者临床症状、活动耐力、氧合等临床情况的严重程度与其基础肺部疾病不能匹配，或患者需进行肺移植治疗，应进行右心导管检查。某些患者［如慢性阻塞性肺疾病（chronic obstructive pulmonary diseases，COPD）］肺功能受损程度并非重度，肺动脉压力却明显增高（mPAP≥35 mmHg），既往曾称之为"不成比例的 PH"，由于肺动脉压力的增高本身就不与肺功能损害程度一致，因此新共识建议放弃这一名词，称之为肺部疾病合并严重 PH，即慢阻肺合并严重 PH。另需特别注意，特发性肺动脉高压（idiopathic pulmonary arterial hypertension，IPAH）患者也可存在轻度甚至中度通气功能障碍，而且慢阻肺等肺部疾病为常见病，可能与动脉性 PH 在同一患者同时并存，此时，PH 属于第 1 大类或是第 3 大类不易鉴别，建议患者在有经验的专科就诊，综合患者临床、肺功能、循环功能、影像学等资料分析。

4. CTEPH CTEPH 的诊断需符合 2 个条件，一是存在 PH，即右心导管测 mPAP ≥25 mmHg，二是经影像学检查证实存在肺栓塞。应当注意的是，部分未经治疗的疑诊 CTEPH 患者在规范抗凝治疗后，肺动脉压力可出现不同程度下降，因此，拟诊 CTEPH 者应在规范抗凝治疗至少 3 个月的基础上测定肺动脉压力。

二、PH 的治疗

多数 PH 继发于其他疾病或与某些致病因素相关，因此针对基础疾病和/或危险因素的治疗是 PH 治疗的基础，在此不再赘述。以下主要探讨针对肺动脉压力增高及右心功能异常的治疗，可分为基础治疗措施、针对肺动脉病变的药物应用、介入与手术治疗 3 个方面，后两者在不同类型 PH 中的应用具有较大差异。

（一）基础治疗措施

基础治疗对于改善患者生活质量、减少再住院非常重要，包括氧疗、抗凝治疗、利尿剂与强心剂的应用、康复治疗、心理辅导等，也包括预防感染等患者教育。缺氧本身可诱发肺血管收缩，通过氧疗改善缺氧，宜维持患者血氧饱和度在 90% 以上。在抗凝治疗方面，尽管缺乏充分的随机对照研究证据，各型 PH 患者如无禁忌证，均建议长期抗凝治疗。常用的抗凝药物为华法林，根据国际标准化比值（international normalized ratio，INR）调整药物剂量，对于 PH 患者推荐 INR 目标值为 1.5~2.5，建议 CTEPH 患者 INR 目标值为 2.0~3.0。由于患者常存在心功能不全或并存肾功能损害，华法林易蓄积，增加出血风险，应增加监测频率。如患者存在消化性溃疡、既往有胃出血、高血压、脑血管病、严重心脏病、肾病、肝肾功能不全、血小板减少症、维生素 K 缺乏等病史时，并用阿司匹林时更容易发生出血，因此抗凝治疗前应该详细询问患者的病史，密切监测。

利尿剂能减少液体潴留，减轻心脏前后负荷，改善 PH 患者的症状。应用利尿剂应遵循个体化原则，根据患者的疗效，调整利尿剂的剂量和频率。并密切监测患者体重的变化、血电解质以及肾功能情况，避免因严重电解质紊乱、体循环低血压而加重病情。强心剂主要用于合并右心衰竭的患者，短期小剂量应用，可增加患者心排血量，改善症状，长期应用的疗效尚不清楚。

（二）不同类型 PH 的治疗选择

1. 动脉性 PH 治疗关键是降低肺动脉压力、改善并维护右心功能。早期单药治疗，效果不佳时调整药物或联合用药，适时选择肺移植手术，改善预后。传统治疗药物为钙通道阻滞剂，新型靶向药物针对肺动脉病变的几个发病环节，包括前列环素通路、内皮素通路、一氧化氮（nitric oxide，NO）通路、血小板源性生长因子通路等。

钙通道阻滞剂通过扩张肺血管发挥作用，但仅对极少数急性血管反应试验阳性的患者有效，且主要是 IPAH 患者。对于急性血管反应试验阴性或未行此检查者不应予以钙通道阻滞剂治疗。目前用于 PH 治疗的主要是硝苯地平、地尔硫䓬和氨氯地平，有效剂量常较大，应缓慢加量，注意头晕、低血压和周围性水肿等不良反应。研究证实，钙通道阻滞剂治疗有效的患者预后良好。

针对前列环素通路的药物包括前列环素类似物与前列环素受体激动剂 2 大类，前者包括依前列醇、伊洛前列素、曲前列尼尔、贝前列素等，这些药物的有效性均得到随机对照研究证实。前列环素受体激动剂 selexipag 是一种口服的新开发药物，前期研究发现其可显著改善患者肺血管阻力，目前针对其治疗动脉性 PH 的临床疗效仍在研究中。

内皮素受体拮抗剂包括波生坦、安立生坦和马西替坦等。波生坦是内皮素 A 和 B 受体的双重拮抗剂，是第 1 个获批的内皮素受体拮抗剂。多项大型随机对照临床研究证实，波生坦可有效治疗中重度 PH 患者，但约 10% 的患者服用波生坦后出现肝酶升高，减量或停药后可逆转。安立生坦是第 2 个批准上市的内皮素受体拮抗剂，是一种选择性内皮素 A 受体拮抗剂。随机对照临床研究表明，安立生坦 5 mg 和 10 mg，1 次/d，均可提高 PH 患者的运动耐量。长期随访研究也证实其临床疗效，安全性也较高，肝酶升高不常见。马西替坦也是内皮素 A 和 B 受体的双重拮抗剂，新近发表的前瞻性研究表明，马西替坦可显著降低动脉性 PH 患者的病死率，改善生活质量与预后，该药已在 2013 年被美国批准用于动脉性 PH 的治疗。

针对 NO 通路的药物包括 5 型磷酸二酯酶（PDE-5）抑制剂与可溶性鸟苷酸环化酶激动剂。PDE-5 抑制剂通过抑制 cGMP 降解，激活 NO 系统，诱导肺血管舒张，已上市药物包括西地那非、他达拉非，其有效性均已得到临床研究证实。PH 患者后期常出现内源性 NO 耗竭，可表现为 PDE-5 抑制剂抵抗，而可溶性鸟苷酸环化酶激动剂利奥西呱（riociquat）是一种新型的 NO 通道药物，直接作用于可溶性鸟苷酸环化酶，增加环磷酸鸟苷的合成，即使内源性 NO 耗竭，仍可能发挥作用。前瞻性研究已经证实其可显著提高患者的运动耐量、血液动力学参数、心功能，延长临床恶化的时间，该药物也已经在国外获准用于动脉性 PH 治疗。

虽然这些新型药物的有效性被越来越多研究所证实，动脉性 PH 患者的预后仍很差，而且尚没有头对头的研究比较何种药物更佳，临床医生究竟选择何种药物？这需要根据医生的用药经验，并密切观察患者用药后的反应与不良事件。前瞻性研究也证实不同类别药物的联合治疗可增强疗效，同时具有较好的安全性。

2. 左心疾病相关性 PH　基础心脏疾病的改善是治疗的关键，在针对肺动脉病变上，由于这类患者常存在内皮功能不全，表现为内皮素-1 活性增加、NO 介导的血管舒张功能受损，可能是左心疾病并发 PH 的机制之一，因此，已有研究探索 PH 靶向治疗药物的价值。不少研究发现，前列环素类似物、内皮素受体拮抗剂、PDE-5 抑制剂均可改善患者症状及血流动力学参数，但均为小样本观察性研究。因此目前不推荐这类患者应用 PH 靶向药物治疗。

3. 肺部疾病和/或低氧相关性 PH　在针对肺动脉病变的治疗方面，应当注意，应用血管扩张药物可能会加重肺部疾病患者通气血流比例失调，加重缺氧。已有不少研究探索 PH 靶向治疗药物对这类患者的效果，如内皮素受体拮抗剂波生坦、安立生坦和马西替坦均未在特发性肺纤维化相关 PH 的治疗中显示出疗效，小型开放性研究显示，西地那非可改善特发性肺纤维化相关 PH 患者的运动耐力。慢阻肺相关 PH 患者短期给予西地那非可改善血流动力学参数，但加重缺氧。因此，目前认为，PH 靶向治疗药物仅在肺部疾病相关，严重 PH 患者慎重考虑应用，即使应用，需密切监测氧合指标等，对于轻中度或者终末期患者，均不适合。

4. CTEPH　手术治疗即肺动脉血栓内膜剥脱术是目前 CTEPH 患者最主要的治疗方法，不少 CTEPH 患者可经手术而达到治愈标准。所有 CTEPH 患者均需评估手术治疗的可能性。选择手术患者需要考虑血流动力学因素、血栓的范围和部位及与血流动力学严重程度的相关性，近端机化血栓是理想的手术指征。最近一项资料显示，441 例 CTEPH 患者围手术期生存率为 97.7%，6 年及以上存活率为 75.0%~92.3%，显著高于因 PH 而行肺移植及心肺移植的患者 1~5 年的生存率（分别为 75.1% 和 51.9%）。目前国内几家能够开展此项手术的医疗中心已初步建立了较完善的多学科合作体系，手术效果接近国际先进水平。

不能手术治疗的 CTEPH 患者可考虑应用前述新型靶向药物治疗，既往已有多项研究发现，前列环素类似物、内皮素受体拮抗剂及 PDE-5 抑制剂均对 CTEPH 患者有一定疗效，但主要研究终点上均未见显著改善。新近发表的评价 CTEPH 患者应用可溶性鸟苷酸环化酶受体激动剂治疗的前瞻性随机对照研究中，261 例无法进行手术治疗的 CTEPH 患者或术后存在持续或再发 PH 患者随机分配到安慰剂组和鸟苷酸环化酶受体激动剂 riociguat 组，治疗 16 周后所有主要研究终点指标均显示显著改善：riociguat 组患者 6 min 步行距离平均增加 39 m，安慰剂组患者则平均减少 6 m；riociguat 组患者 PVR 平均下降 226 dyn・sec・cm^{-5}，而安慰剂组平均增加 23 dyn・sec・cm^{-5}；riociguat 组在氨基末端 B 型利钠肽前体（NT-proBNP）水平（$P<0.001$）及 WHO 心功能分级（$P=0.003$）方面也均有显著改善。该药已在国外批准用于不能手术或术后残余及复发的 CTEPH。

随着 PH 靶向药物治疗的开发及手术治疗的进步，PH 患者生存率已有明显改善，新型治疗药物和方法的探索仍在继续，如前列环素受体激动剂、血小板源性生长因子抑制剂、血管活性肠肽、选择性 5-羟色胺再摄取抑制剂等的效果正在进一步评价中，基因与干细胞治疗、体外膜氧合技术的价值等目前均在探索中，值得期待。

参考文献

［1］陆慰萱. 肺动脉高压总论//陆慰萱，王辰主编. 肺循环病学. 北京，人民卫生出版社，2007.

［2］Simonneau G, Gatzoulis MA, Adatia I, et al. Updated classification of pulmonary hypertension. J Am Coll Cardiol, 2013, 62（Suppl 25）: D34-D41.

［3］Hoeper MM, Bogaard HJ, Condliffe R, et al. Definitions and diagnosis of pulmonary hypertension. J Am Coll Cardiol, 2013, 62（Suppl 25）: D42-D50.

［4］Vachiéry JL, Adir Y, Barberà JA, et al. Pulmonary hypertension due to left heart diseases. J Am Coll Cardiol, 2013, 62（Suppl 25）: D100-D108.

［5］Seeger W, Adir Y, Barberà JA, et al. Pulmonary hypertension in chronic lung diseases. J Am Coll Cardiol, 2013, 62（Suppl 25）: D100-D108, D109-D116.

［6］Kim NH, Delcroix M, Jenkins DP, et al. Chronic thromboembolic pulmonary hypertension. J Am Coll Cardiol, 2013, 62（Suppl 25）: D92-D99, D100-D108.

［7］王辰，谢万木，程显声. 应当规范"Pulmonary Hypertension"及其相关术语的中文译名. 中华医学杂志，2010，90（21）: 1443-1445.

［8］Simonneau G, Robbins IM, Beghetti M, et al. Updated clinical classification of pulmonary hypertension. J Am Coll Cardiol, 2009, 54: S43-S54.

［9］Galie N, Hoeper MM, Humbert M, et al. Guidelines for the diagnosis and treatment of pulmonary hypertension. Eur Respir J, 2009, 34: 1219-1263.

［10］Pulido T, Adzerikho I, Channick RN, et al. Macitentan and morbidity and mortality in pulmonary arterial hypertension. N Engl J Med, 2013, 369（9）: 809-818.

［11］Ley S, Ley-Zaporozhan J, Pitton MB, et al. Diagnostic performance of state-of-the-art imaging techniques for morphological assessment of vascular abnormalities in patients with chronic thromboembolic pulmonary hypertension（CTEPH）. Eur Radiol, 2012, 22（3）: 607-616.

［12］Ghofrani HA, Galiè N, Grimminger F, et al. Riociguat for the treatment of pulmonary arterial hypertension. N Engl J Med, 2013, 369（4）: 330-340.

［13］Madani MM, Auger WR, Pretorius V, et al. Pulmonary endarterectomy: recent changes in a single institution's experience of more than 2,700 patients. Ann Thorac Surg, 2012, 94（1）: 97-103.

［14］Ghofrani HA, D'Armini AM, Grimminger F, et al. Riociguat for the treatment of chronic thromboembolic pulmonary hypertension. N Engl J Med, 2013, 369（4）: 319-329.

右心衰竭的诊断及治疗

邓燕晗　熊维宁　徐永健
华中科技大学同济医学院附属同济医院

第 6 章

根据 2012 年的右心衰竭诊断和治疗中国专家共识，右心衰竭被定义为任何原因引起的右心室收缩和/或舒张功能障碍，不足以提供机体所需的心输出量时所出现的临床综合征。2011 年发表在《美国呼吸道与危重医学杂志》上"严重肺动脉高压和右心衰竭的重症监护患者的管理"一文指出，右心衰竭的诊断主要是基于临床表现，通常表现为右心输出量减少［例如心指数<2.5 L/（min·m²）］和右心室充盈压升高［例如右心房内压>8 mmHg（1 mmHg=0.133 kPa）］。

一、右心衰竭的病因

右心衰竭常见的病因有后负荷的增加，包括左心衰竭、肺动脉高压、右心室心肌病、右心心肌梗死、限制性心肌病、三尖瓣以及肺动脉瓣疾病、先天性心脏病、心包疾病等，少见的病因包括癌栓所致的右心衰竭，三房心所致的右心衰。一项为研究城市黑种人心脏衰竭的自然病程的名为 Soweto 的队列研究表明，这个研究跟踪了从 2006 至 2008 年，共计 5 328 名居住在撒哈拉以南的非洲城市的居民，共有 2 505 例被诊断为任何形式的心脏衰竭，其中 697 例（28%）被诊断为右心衰竭，其中右心衰竭为主要诊断的为 379 例。在这些诊断被诊断为右心衰竭的患者中主导因素多样而复杂，在女性，由于左心疾病导致的排在首位（29%，其中有 34 例为特发性扩张型心肌病），其次是肺动脉高压（28%），风湿性心脏病（18%），肺部疾病（1%），其中单纯性右心室衰竭而无明显病因的有 28 例（7%）。男性中与目前右心衰竭相关的主诊断的病因大致相同，但是比例不同，其中肺部疾病占第 1 位［36%，主要是慢性阻塞性肺疾病（chronic obstructive pulmonary diseases, COPD）和结核］，其他常见原因是左心疾病（32%，其中扩张性心肌病有 32 例），肺动脉高压（15%）。

二、右心衰竭的诊断

目前对于右心衰竭的诊断尚无统一的标准，以下标准根据 2012 年的中国专家共识为基础编写。

1. 存在可能导致右心衰竭的病因其中最重要的是存在左心衰竭、肺动脉高压（包括慢阻肺患者）、右心室心肌病变（包括右心室梗死）、右心瓣膜病和某些先天性心脏病。

2. 存在右心衰竭的症状和体征：常见的症状包括呼吸困难，消化道症状（恶心呕吐、食欲不振等），心悸。右心功能衰竭的常见临床表现包括①液体潴留，导致下肢水肿、腹腔积液、全身水肿；②心脏收缩功能储备下降或心排量减少，表现为运动耐量减退和疲乏无力；③体格检查：颈静脉怒张，胸骨左缘抬举感，P2亢进，肺动脉瓣区收缩早期喀嚓音，右心室 S4 音，肝脏肿大触痛；在此需要与肝肾疾病所致的水肿相鉴别。

3. 存在右心结构和/或功能异常以及心腔内压力增大的客观证据这些证据主要来自影像学检查，包括超声心电图、放射性核素和磁共振等。右心导管可提供心腔内压力增高和功能异常的证据。超声心电图的表现可以了解心脏的解剖结构，有无先天性心脏病，了解肺功能大小，在右心室流出道和肺动脉瓣狭窄时，根据三尖瓣反流速间接估测肺动脉的收缩压。心电图的表现缺乏特异性，可表现为电轴右偏，右心缺血，可出现右心室肥厚，房性及室性心律失常。

4. 存在引起右心衰竭的疾病急性右心衰竭可根据引起右心衰竭的疾病（如急性肺血栓栓塞症或急性右心室梗死）导致急性发作的低血压和休克诊断。

5. 右心衰竭的血清、血液动力学指标见表 6-1。

表 6-1　右心衰竭的血清、血液动力学指标

	对血清标志物，血液动力学指标，和心电图在急危重症医学里急性右心衰竭的诊断价值
BNP，NT-proBNP，肌钙蛋白	其增加与左室功能不全，肾功能衰竭，脓毒血症相关。BNP 能预测在肺动脉高压的患者中急性右心衰患者的死亡率，其增加值（1 415 vs. 628 pg/ml）与病死率的增加呈正相关。在慢性血栓性肺动脉高压的患者中，BNP>168 pg/ml，诊断右心室衰竭的灵敏度和特异度分别为 88%，86%
血清钠	≤136 mmol/L 在肺动脉高压的患者中预示着右心衰竭和死亡率的增加
肌酐	能够用来预测同时存在肺动脉高压和急性肾功能衰竭患者的生存率，其值的增加（132.6 vs. 110.5 μmol/L）预示着死亡率的增加
C-反应蛋白	能够预测同时存在肺动脉高压和急性肾功能衰竭的患者的死亡率，其值的增加（4 vs. 1.2 mg/dl）与死亡率的增加呈正相关
转氨酶	增加反映肝充血和/或低灌注（由于左心室功能的不足或衰竭），预后价值不被确定
生长分化因子-15	压力应激反应，转化生长因子 β 相关的心肌细胞因子，长期死亡率的独立预测指标在急性肺栓塞中；可用于肺动脉高压患者危险分层；其增加可作为右心室功能不全的标志物
右心房压，心脏指数	最强的血流动力学预测值；比肺动脉压更准确反映右心室功能 右心房压力 15 mmHg，心脏指数 2 L/（min·m²）提示移植转诊
肺血管阻力	区分是否后负荷增加是由于原发性肺动脉高压，继发性肺动脉高压，或高动力性的状态引起（肺动脉阻力 1 000～1 200 dynes·s·cm⁻⁵禁忌行房间隔缺损封堵术，在严重的原发性肺动脉高压中行气球心房中隔造口术，在慢性血栓性肺动脉高压中行肺的动脉内膜切除术
右心室做功指数	预测左心室辅助装置使用后，不需要移植的扩张性心肌病的右心室衰竭的生存率
右心室射血分数，右心室右心房的容积，三尖瓣的反流，心包积液	这些是已经用于临床的右心室功能的指标，其局限性在于受前负荷的干扰
右心室收缩压	由三尖瓣的反流和右心房压算出，在 50% 的原发性肺动脉高压患者中，其值>10 mmHg
三尖瓣环收缩期位移彩色多普勒 TEI 指数	与传统的超声相比，其受前负荷的影响更小。三尖瓣环收缩期位移在诊断原发性肺动脉高压中的作用已经比较明确，如果其值<1.8 cm，生存率将大大降低
中心静脉压	中心静脉压是静脉血流终端的压力，其压力值的大小可以影响静脉回流和心室充盈，可以作为右心衰竭的重要诊断和治疗指标。中心静脉压主要受心肌收缩力和呼吸衰两个因素影响

三、鉴别诊断

右心衰竭的症状不具有特异性，可出现于左心功能不全或其他疾病状态，鉴别主要依靠右心衰竭的体征和其他相应的检查。要注意临床上经常同时出现左、右心的衰竭。右心衰竭的诊断主要是体循环淤血的征象。其中颈静脉怒张需要与腔静脉系统的疾病如（上腔静脉综合征等）鉴别。肝脏扩大需要与原发肝脏疾病或其他系统疾病累及肝脏所鉴别。外周水肿的鉴别比较复杂，需要鉴别各种可能导致水肿的原因，如肝脏疾病、肾脏疾病、低蛋白血症、甲状腺功能减低、腔静脉或下肢静脉疾病，药物作用等。应注意有些外周淤血的征象可能是由包括右心衰竭在内的多种原因所致，可能同时存在肾功能不全和低蛋白血症。在右心衰竭的鉴别诊断中，缩窄性心包炎是一个值得注意的问题。由于增厚的心包的限制，患者可以出现与右心衰竭（特别是限制性心肌病）相似的临床表现。但其疾病本质并不是右心室衰竭，这一类患者部分可以提供相关病史，检查方面可有一些血液动力学方面的细微不同，如左右心室充盈压差一般<5 mmHg，肺动脉压一般<50 mmHg，右心室舒张期的平台压至少为右心室收缩期峰压的1/3。但目前鉴别的主要方法还是依赖影像学（CT、MRI 等）发现增厚的心包对心室舒张的限制。彩色多普勒超声心动图（包括经食管超声心动图）不但可发现增厚的心包，还可以了解其限制的情况以及有无肺动脉高压。与缩窄性心包炎的鉴别对判断患者预后及是否可手术治疗有重要意义。

四、右心衰竭的治疗

（一）右心衰竭的分期

François Haddad 等 2008 年发表在《循环》杂志上的文章"心血管疾病的右心室功能"将右心衰竭分为 4 期，并根据分期提出来相应的治疗方案。

1. 阶段 A 有右心衰竭高危因素，无心脏结构性变化及右心衰竭症状和体征。

2. 阶段 B 出现可导致右心衰竭的心脏结构性变化，但无右心衰竭症状。

3. 阶段 C 出现可导致右心衰竭的心脏结构性变化，伴有体液潴留、运动耐量下降、疲劳、心悸等右心衰竭的症状和/或体征。

4. 阶段 D 难治性右心衰竭，虽积极治疗，休息时也出现严重症状。

（二）右心衰竭的治疗

1. 治疗原则 针对右心衰竭不同的阶段应给予相应的措施积极预防和治疗，首先应考虑积极治疗导致右心衰竭的原发疾病，减轻右心的前、后负荷，增强心肌收缩力，维持窦性节律、房室正常顺序和间期以及左右心室收缩同步。

2. 不同阶段的治疗

（1）阶段 A：积极控制危险因素，改善生活方式，戒烟、酒，适当锻炼。

（2）阶段 B：在阶段 A 的基础上强化原发疾病的治疗，如行瓣膜置换术，先天性心脏病修补或矫正术，积极治疗肺动脉高压等。与左心衰竭不同，针对肺动脉高压所致的右心衰竭，目前还没有研究证实血管紧张素转换酶抑制剂（ACEI）、血管紧张素受体拮抗剂（ARB）和 β 受体阻滞剂能够降低肺动脉压力，改善右心功能，这些药物还可能导致体循环压力明显下降，从而出现矛盾性肺动脉压力升高、心功能衰竭加重、诱发肺水肿等危险，因此不建议使用。

（3）阶段 C：在阶段 B 的基础上加用强心、利尿治疗，根据临床情况可考虑使用起搏器，包括心室同步化起搏治疗，除颤起搏器置入，对于部分先天性心脏病、瓣膜病和慢性血栓栓塞性肺动脉高压患者可采用手术治疗。

（4）阶段 D：在阶段 A、B、C 的基础上考虑房间隔造口术、右心室辅助装置、肺移植或心肺联合移植。

3. 一般治疗

（1）去除诱发因素：右心衰竭常见的诱因有感染、发热、劳累、情绪激动、妊娠、分娩、长时间乘飞机或高原旅行等。因此，右心衰竭患者应注意避免受凉感冒，在病毒流行季节应少去人流密集的场所，注射流感疫苗预防流感，出现感染、发热时应及早治疗。避免劳累和情绪激动，禁止妊娠。右心衰竭患者在妊娠和分娩时死亡率达 30%~50%，如果患者意外妊娠，建议及早终止。对于妊娠晚期和即将分娩的右心衰竭患者应及早行剖宫产术，因手术死亡率很高，应告知患者及家属，并积极控制围产期的右心衰竭，建议手术麻醉方式选用硬膜外麻醉，不宜选用全身麻醉。对于乘飞机前氧饱和度<92% 的右心衰竭患者，在乘飞机时应给予氧气治疗。应避免高原旅行，因其会加重右心衰竭患者的缺氧。

（2）调整生活方式：适当限制盐的摄取，戒烟戒酒。病情稳定时可以继续学习或从事轻体力活动工作。育龄期女性积极采取避孕措施，因含雌激素的避孕药可能会增加发生静脉血栓的风险，建议采取避孕用具。

（3）心理与精神治疗：右心衰竭的患者因病情反复，往往存在悲观情绪，容易出现失眠、焦虑和抑郁等，家属和医护人员应积极对患者进行心理疏导，患者出现失眠、焦虑、抑郁等症状时，建议患者前往心理或精神门诊咨询，并接受治疗。

（4）氧疗：氧疗可以改善全身重要脏器的缺氧表现，降低肺动脉阻力，减轻心脏负荷。对于血氧饱和度<90% 的患者建议常规氧疗，肺心病患者动脉血氧分压<60 mmHg 时，每天要持续 15 h 以上的低流量氧疗，维持动脉血氧分压在 60 mm Hg 以上。

（5）康复治疗：建议患者参加专业的康复治疗，包括呼吸锻炼和运动治疗，可以增加患者的运动耐量和生活信心，提高患者的生活质量。

（6）健康教育：定期进行健康教育和成立患者俱乐部，让患者和家属了解右心衰竭的预防和治疗措施，正确认识疾病的发生发展过程，加强医师与患者以及患者之间的交流，增强患者的生活信心，积极配合治疗。

4. 药物治疗

（1）利尿剂：右心衰竭可导致体循环体液潴留，加重患者心脏的前负荷，影响胃肠道的吸收和消化功能。患者出现颈静脉充盈、下肢水肿和胸（腹）腔积液时，建议给予利尿剂。但对于慢阻肺所致右心衰竭患者，应注意避免使用强效的利尿剂，以免出现代谢性碱中毒。使用利尿剂治疗期间必须密切监测血气、血电解质，防止患者体内电解质紊乱和酸碱失衡。

（2）洋地黄制剂：洋地黄类药物可以增强心肌收缩力，减慢心室率，心输出量<4 L/min 或心指数<2.5 L/（min·m²）是应用地高辛的首选指征。右心衰竭合并窦性心率>100 次/min 或心房颤动伴快速心室率也是应用地高辛的指征。缺氧和低血钾时容易发生洋地黄中毒，对于慢阻肺患者使用洋地黄要慎重。

（3）抗凝治疗：右心衰竭患者因体循环淤血，血流缓慢，加上卧床不起，活动减少，很容易合并静脉血栓形成，甚至发生肺血栓栓塞症，因此需要抗凝治疗，使用低分子肝素或口服华法林或其他新型抗凝药物，使用华法林时要定期查国际标准化比值（international normalized ratio, INR），建议 INR 维持在 1.5~2.5。

（4）血管活性药物：①硝酸酯类药物和硝普钠可以扩张静脉和动脉而减轻心脏的前、后负荷，适用于左心收缩和/或舒张功能不全发展导致的右心衰竭患者。但是对于肺动脉高压导致右心衰竭的患者，这两类药物不能选择性地扩张肺动脉，反而因为降低主动脉及外周动脉血压而加重右心缺血缺氧，增加肺动脉阻力，加快患者的死亡，应避免使用。②多巴酚丁胺和多巴胺是治疗重度右心功能衰竭的首选药物。多巴酚丁胺主要是增强心肌收缩力，增加心输出量，不影响心脏前负荷，大剂量时还有血管扩张的作用，对心率影响小。小剂量多巴胺可以扩张肾动脉，改善肾血流量，增加尿量，中等剂量多巴胺可以起到正性肌力作用，增强心肌收缩力，随剂量增加还可以收缩动脉，提高血压，因此对于血压偏低患者首选多巴胺。两种药物的推荐起始剂量为 $2 \mu g/$（$kg \cdot min$），可逐渐加量至 $8 \mu g/$（$kg \cdot min$）左右。

（5）血管紧张素转化酶抑制剂（ACEI）与 β 受体阻滞剂：对于全心衰竭的患者，ACEI 能增加其右心室射血分数，减少右心室舒张末容量，减轻右心室充盈压，β 受体阻滞剂卡维地洛或比索洛尔能改善其右心室功能。但对于动脉性肺动脉高压导致的右心衰竭患者，ACEI 不能增加其运动耐量，不能改善其血液动力学指标，反而可能因动脉血压下降而使病情恶化。β 受体阻滞剂亦会使动脉性肺动脉高压患者的运动耐量和血液动力学恶化。

（6）针对肺动脉高压的药物治疗：因为大部分右心功能衰竭与肺动脉高压有关，针对肺动脉高压的靶向药物治疗进展很快，主要有钙通道阻滞剂、前列环素及其结构类似物、内皮素受体拮抗剂、5 型磷酸二酯酶抑制剂和 Rho 激酶抑制剂。只有急性肺血管扩张试验结果阳性的患者才能从钙通道阻滞剂治疗中获益。而急性肺血管扩张试验结果阳性的患者在我国只有 5% ~ 8%，因此，对于未做此试验的患者禁止使用钙通道阻滞剂，因可能会加重病情。对急性肺血管扩张试验结果阳性的患者应根据心率情况选择钙通道阻滞剂，基础心率较慢的患者选择二氢吡啶类如硝苯地平或氨氯地平；基础心率较快的患者则选择地尔硫䓬。为避免并发症的发生，从小剂量开始应用，在体循环血压没有明显下降的情况下，逐渐递增剂量，争取数周内增加到最大耐受剂量，然后维持应用。应用 1 年后还应再次行急性肺血管扩张试验，重新评价患者是否持续敏感，只有长期敏感者才能继续应用。

前列环素类药物包括依前列醇静脉注射剂和依洛前列素吸入剂，均可有效治疗肺动脉高压。因此依洛前列素吸入剂可适用于 WHO 心功能Ⅲ~Ⅳ级的患者及肺动脉高压危象的抢救和治疗。依洛前列素每次吸入剂量为 $10~20 \mu g$，$6~9$ 次/d。

根据对内皮素受体选择性的不同，可将内皮素受体拮抗剂（ETRA）分为 3 类：①选择性 ETA 受体拮抗剂；②选择性 ETB 受体拮抗剂；③非选择性 ETA/ETB 受体拮抗剂。根据化学结构的不同，可将 ETRA 分为肽类和非肽类两种。肽类 ETRA 具有较强的活性，但口服吸收差，易被体循环和胃肠道内的肽酶降解，限制其在临床上的应用。近年来，非肽类 ETRA 因其良好的体内生物利用度而成为研究的重点。2001 年 12 月波生坦被美国食品药品管理局（FDA）批准治疗肺动脉高压。2006 年 3 月我国批准波生坦用于治疗肺动脉高压。目前推荐初始剂量 62.5 mg，2 次/d，连用 4 周后加量至 125 mg，2 次/d 维持治疗。建议治疗期间至少每月监测 1 次肝功能，如果转氨酶高于或等于正常值高限值 3 倍，可继续用药观察；转氨酶增高为正常值 3~5 倍，可将药物剂量减半或暂停用药，每 2 周监测 1 次肝功能，待转氨酶恢复正常后再次使用；转氨酶增高为正常值5~8 倍，暂停用药，每 2 周监测 1 次肝功能，待转氨酶恢复正常后可考虑再次用药；但当转氨酶增高达正常值 8 倍以上时，需立即停用，且不再考虑重新用药。高选择性 ETA 受体拮抗剂安立生坦和非选择性 ETRA 马西替坦这两种药物已经从临床实验中可以使 6 个月后患者的 6 min 步行距离和心功能分级均有提高，目前 2011 年 7 月安立生坦在我国获准上市，2002 年 10 月 FDA 宣布接受马西替坦用于治疗 PAH 的注册申请材料。

目前国外治疗肺动脉高压的 5 型磷酸二酯酶抑制剂有西地那非和伐地那非。我国目前尚未批准此 2 种药物治疗肺动脉高压，也没有治疗肺动脉高压的专用剂型。但我国学者研究已证实，西地那非可安全有效地治疗肺动脉高压，推荐使用西地那非 20 mg，3 次/d。伐地那非可有效改善肺动脉高压患者的运动耐量、心功能分级以及血流动力学指标，并且耐受性良好，推荐使用伐地那非 5 mg，1 次/d，持续 2~4 周后加量为 5 mg，2 次/d。

已有临床试验证实静脉注射 Rho 激酶抑制剂法舒地尔可降低患者的肺血管阻力，增加心排血量，并且安全性好。Rho 激酶抑制剂可能是一种有前途的选择性肺动脉扩张剂，但还需要进一步的临床试验。

（7）合并心律失常的治疗：右心衰竭的患者常合并室内阻滞，当 QRS 间期>180 ms 时，容易发生室性心动过速和心脏猝死。此时主要治疗导致右心衰竭的原发疾病，减少室性心律失常的发生，如开通狭窄的冠状动脉、矫正心脏畸形、解除瓣膜狭窄和降低肺动脉压力。对于可诱发的单型性室性心动过速可以考虑行射频消融治疗，对于发生猝死可能性大的患者建议置入埋藏式心脏复律除颤器（ICD）。

5. 非药物治疗　适用于难治性右心衰竭，即使用了最大程度的药物治疗仍无效或者患者对于药物不耐受，外科手术或经皮介入也可用于由于瓣膜或先天性心脏疾病导致的右心衰竭，手术前需要优化右心室充盈压管理，而围手术期的强心剂可能也是必要的。所有的干预措施应该在不可逆的终末器官损伤发生之前进行，否则手术或机械支撑是不可能实现的。

手术取栓适用于急性大面积肺栓塞溶栓失败或有禁忌时。经皮机械方法无论是在是否使用溶栓药物时都可以使用，但比较内外科溶栓方式优劣的研究还不多。

经皮球囊房间隔造口术可用于经规范化治疗无效、纽约心功能分级（NHYA 心功能分级）Ⅲ~Ⅳ级、反复发作性晕厥和难治性右心衰竭的特发性肺动脉高压患者。也可作为不适合心肺移植术或该手术前的过渡治疗。由于与手术相关的死亡率可高达 16%，因此应严格掌握手术适应证。

主动脉内球囊反搏（intra-aortic balloon pump，IABP）：短期内用于右心的支持是有效的，可增加冠状动脉血流，使体循环血压升高，减少升压药物的使用，从而减少由于升压药导致的肺血管收缩。

体外膜肺氧合（extracorporeal membrane oxygenation，ECMO）：可以减少右心室的充盈和射血的负担，同时改善左心室的充盈。但 ECMO 支持期间需要抗凝，而且高速转流会影响血细胞，因此需要监测血小板和血红蛋白。

对严重终末期心力衰竭，条件允许的情况下可考虑使用 ECMO，左心辅助治疗为心脏移植或心肺移植的过渡。然而，一旦发生右心衰竭，单独的左心辅助可能加重右心的负荷，这时建议使用双心室辅助挽救患者生命。对晚期左心衰竭合并右心衰竭的患者大多病因无法纠正，可考虑心脏移植，但是要高度重视肺动脉压的情况。当患者峰值氧耗量≤1.4 ml/（min·kg）时，可推荐行心脏移植治疗。

参考文献

［1］中华医学会心血管病学分会，中华心血管病杂志编辑委员会. 右心衰竭诊断和治疗中国专家共识. 中华心血管病杂志，2012，40（6）：449-461.

［2］Hoeper MM，Granton J. Intensive care unit management of patients with severe pulmonary hypertension and right heart failure. Am J Respir Crit Care Med，2011，184（10）：1114-1124.

［3］Howlett JG，McKelvie RS，Arnold JM，et al. Canadian Cardiovascular Society Consensus Conference guidelines on heart failure, update 2009：diagnosis and management of right-sided heart failure，myocarditis，device therapy and recent important clinical trials. Can J Cardiol, 2009, 25 (2): 85-105.

[4] Smith KH, Bensadoun ES. New-onset dyspnea and right heart failure. Respiration, 2014, 87 (3): 249-251.

[5] Tufaro V, Slavich M, Fisicaro A, et al. Right heart failure in a patient with unexplained tricuspid regurgitation and a rare congenital heart disease. G Ital Cardiol (Rome), 2013, 14 (7-8): 555-557.

[6] Stewart S, Mocumbi AO, Carrington MJ, et al. A not-so-rare form of heart failure in urban black Africans: pathways to right heart failure in the Heart of Soweto Study cohort. Eur J Heart Fail, 2011, 13 (10): 1070-1077.

[7] Sztrymf B, Souza R, Bertoletti L, et al. Prognostic factors of acute heart failure in patients with pulmonary arterial hypertension. Eur Respir J, 2010, 35 (6): 1286-1293.

[8] Reesink HJ, Tulevski II, Marcus JT, et al. Brain natriuretic peptide as noninvasive marker of the severity of right ventricular dysfunction in chronic thromboembolic pulmonary hypertension. Ann Thorac Surg, 2007, 84 (2): 537-543.

[9] Forfia PR, Mathai SC, Fisher MR, et al. Hyponatremia predicts right heart failure and poor survival in pulmonary arterial hypertension. Am J Respir Crit Care Med, 2008, 177 (12): 1364-1369.

[10] Lankeit M, Kempf T, Dellas C, et al. Growth differentiation factor-15 for prognostic assessment of patients with acute pulmonary embolism. Am J Respir Crit Care Med, 2008, 177 (9): 1018-1025.

[11] Fisher MR, Forfia PR, Chamera E, et al. Accuracy of Doppler echocardiography in the hemodynamic assessment of pulmonary hypertension. Am J Respir Crit Care Med, 2009, 179 (7): 615-621.

[12] Forfia PR, Fisher MR, Mathai SC, et al. Tricuspid annular displacement predicts survival in pulmonary hypertension. Am J Respir Crit Care Med, 2006, 174 (9): 1034-1041.

[13] Haddad F, Doyle R, Murphy DJ, et al. Right ventricular function in cardiovascular disease, part II: pathophysiology, clinical importance, and management of right ventricular failure. Circulation, 2008, 117 (13): 1717-1731.

[14] Sitbon O, Humbert M, Jais X, et al. Long-term response to calcium channel blockers in idiopathic pulmonary arterial hypertension. Circulation, 2005, 111 (23): 3105-3111.

[15] 余再新. 慢性右心功能衰竭诊疗进展. 中华老年多器官疾病杂志, 2010, 9 (3): 202-205, 225.

[16] 赵壮, 刘克良, 孟庆国, 等. 内皮素受体拮抗剂治疗肺动脉高压研究进展. 军事医学, 2013, 37 (9): 716-719.

[17] Li F, Xia W, Yuan S, et al. Acute inhibition of Rho-kinase attenuates pulmonary hypertension in patients with congenital heart disease. Pediatr Cardiol, 2009, 30 (3): 363-366.

[18] Lahm T, McCaslin CA, Wozniak TC, et al. Medical and surgical treatment of acute right ventricular failure. J Am Coll Cardiol, 2010, 56 (18): 1435-1446.

深静脉血栓栓塞症：抗凝治疗与抗凝药物的选择

杨 鹤　方保民

北京医院

第 7 章

肺血栓栓塞症（pulmonary thromboembolism，PTE）和深静脉血栓形成（deep venous thrombosis，DVT）合称为静脉血栓栓塞症（venous thromboembolism，VTE）。PTE 和 DVT 是同一疾病在不同部位、不同阶段的两种临床表现形式。PTE 具有较高的发病率和病死率，也是住院患者常见的并发症和院内非预期死亡的重要原因。抗凝治疗是 VTE 的基础治疗。2014 版欧洲心脏病学会（ESC）急性肺栓塞临床处置指南比较了利用新型口服抗凝药物（new oral anticoagulants，NOACs）治疗并二级预防静脉血栓栓塞症的临床研究，结果提示这些 NOACs 有效性不劣于标准肝素/维生素 K 拮抗剂方案，并可能更加安全，NOACs 可被视为标准治疗的一种替代方案。但 NOACs 应用经验仍然有限，需要继续积累。

一、抗凝治疗

建议对急性肺栓塞患者进行抗凝治疗以减少早期死亡和复发性症状性或致命性 VTE。标准抗凝治疗时间至少为 3 个月。在此时期内，抗凝治疗还包括在最初 5~10 d 内给予非口服抗凝药（普通肝素、低分子量肝素或磺达肝葵钠）。非口服抗凝药需要与初始维生素 K 拮抗剂重叠使用；或者可以在其之后接替给予一种 NOACs：达比加群或依度沙班。如果选择利伐沙班或阿哌沙班，那么这些口服药物的治疗应该在给予普通肝素、低分子量肝素或磺达肝葵钠之后直接开始或 1~2 d 后开始。在后面一种情况中，急性期治疗包括加量的口服抗凝治疗，其中利伐沙班为最初的 3 周，阿哌沙班为最初的 7 d。

在一些案例中，评估患者个体复发与出血风险后，需要使用超过 3 个月，甚至是终生的强化抗凝治疗来作为二级预防。

1. 非口服抗凝治疗　在中度或高度临床可能性的肺栓塞患者中，非口服抗凝治疗需要在等待诊断检查结果的同时开始。非口服药物的即刻抗凝治疗可以通过静脉注射普通肝素、皮下注射低分子量肝素或皮下注射磺达肝葵钠完成。低分子量肝素或磺达肝葵钠在肺栓塞患者初始抗凝治疗中与普通肝素相比，引起大出血和肝素诱导的血小板减少的风险更低。另一方面，普通肝素推荐用于考虑再灌注治疗、严重肾功能不全（肌酐清除率<30 ml/min）或严重肥胖的患者。这些建议的依据是普通肝素的半衰期短、便于检测抗凝效果、以及可以被鱼精蛋白快速拮抗。普通肝素的剂量需要根据活化部分凝血活酶时间（APTT）来调整。

批准用于治疗急性肺栓塞的低分子肝素在表 7-1 中列出。低分子量肝素不需要常规监测，但在妊娠患者中需要考虑定期检测抗 Xa 因子活性水平。抗 Xa 因子活性的峰值在末次给药后 4 h 检测，而谷浓度应该在下一次给药之前检测；目标值是 0.6~1.0 U/ml（每天 2 次给药）和 1.0~2.0 U/ml（每天 1 次给药）。

磺达肝葵钠是一种选择性 Xa 因子抑制剂，按体重调整剂量，每天 1 次皮下注射给药，不需要常规检测（表 7-1）。在无溶栓适应证的肺栓塞患者中，磺达肝葵钠治疗的 VTE 复发率和大出血发生率与静脉注射普通肝素的发生率相似。尚无磺达肝葵钠引起肝素诱导血小板减少的确证病例。皮下注射磺达肝葵钠禁用于严重肾功能不全（肌酐清除率<30 ml/min）患者，因为它会聚集并增加出血风险。在中度肾功能不全（肌酐清除率 30~50 ml/min）患者中也会发生聚集，因此在这些患者中磺达肝葵钠需减量 50%。

2. 维生素 K 拮抗剂 口服抗凝治疗应尽快开始，最好与非口服抗凝治疗同时开始。维生素 K 拮抗剂作为口服抗凝治疗的"金标准"已超过 50 年，华法林、醋硝香豆素、苯丙香豆素、苯茚二酮和 flunidione 仍然是治疗肺栓塞的主要抗凝药。使用普通肝素、低分子量肝素或磺达肝葵钠抗凝治疗至少需要持续 5 d，直到国际标准化比值（international normalized ratio，INR）连续 2 d 达到 2.0~3.0。

对于年轻（<60 岁）患者或者其他健康的门诊患者，华法林起始剂量通常推荐为 10 mg；而对于老年及住院患者，起始剂量通常推荐为 5 mg。在随后的 5~7 d 中应根据 INR 结果调整每天华法林的剂量，INR 的目标值为 2.0~3.0。快速转换药理遗传学则可以提高华法林剂量的准确性。特别是两个基因的变异导致了超过 1/3 的华法林剂量改变。其中一种基因决定了细胞色素酶 CYP2C9 的活性，它是一种将华法林 S 型对映代谢为活化形式的肝脏同工酶；另一种基因决定了维生素 K 环氧化还原酶的活性，而正是这个酶产生维生素 K 或活化形式。药理遗传学算法综合了基因型和临床信息，并据此来给出华法林剂量的建议。一项 2012 年发表的对照研究显示，与标准治疗相比，药理遗传学指导华法林剂量可以在 1 个月内减少 10% 的 INR 不达标，主要是有更少的 INR<1.5；这一改善与 66% 的 DVT 减少一致。在 2013 年，3 项大型随机对照研究都采用了在最初 4~12 周内 INR 位于治疗窗内时间的百分比（TTR，一项代表抗凝治疗质量的标志）作为主要研究终点。在 455 例患者中，床旁检测基因型指导剂量的华法林治疗与固定初始 3 d 剂量的方案相比，在最初 12 周内显著但中度提高了 TTR（67.4%比 60.3%；$P<0.001$）。INR 达标的中位治疗时间也由 29 d

表 7-1 已批准用于治疗 PE 的皮下注射低分子量肝素及戊糖（磺达肝葵钠）

药物	剂量及给药间期
依诺肝素	1.0 mg/kg，每 12 小时 1 次 或 1.5 mg/kg，每天 1 次
亭扎肝素	175 U/kg，每天 1 次
达替肝素	100 U/kg，每 12 小时 1 次 或 200U/kg 每天 1 次
那屈肝素	86 U/kg，每 12 小时 1 次 或 171 U/kg，每天 1 次
磺达肝葵钠	5 mg（体重<50 kg），每天 1 次； 7.5 mg（体重 50~100 kg），每天 1 次； 10 mg（体重>100 kg），每天 1 次

缩短为 21 d。在另一项 1 015 例患者中比较基于基因型和临床资料的初始华法林剂量和基于临床资料的华法林初始计量的研究中发现，在第 4 天至第 28 天的治疗中两组 TTR 差异无统计学意义。另一项包括 548 例患者的比较基于床旁检测基因型和临床资料（年龄、性别、身高、体重、胺碘酮使用）的醋硝香豆素或苯丙香豆素初始剂量和完全基于临床资料的醋硝香豆素或苯丙香豆素初始剂量的研究，亦发现了 TTR 的改善。

　　总之，近期临床研究的结果显示结合临床资料的药理遗传学检测不能提高抗凝治疗的质量。它们也提示基于临床资料的剂量优于固定初始剂量。它们也指出需要强调通过优化 INR 检测与向患者提供反馈并个体化的精细剂量调整之间的程序来改善抗凝治疗的管理方式。

　　3. NOACs　使用非维生素 K 依赖的 NOACs 研究肺栓塞或 VTE 后急性期治疗和标准抗凝时间的Ⅲ期临床试验的实验设计及主要结果总结在表 7-2 中。RE-COVER 研究比较了直接凝血酶抑制剂达比加群与华法林在 VTE 的疗效。主要研究结果是 6 个月内复发性、症状性、经过客观检查确认的 VTE 发生率。共 2 539 例患者被纳入该研究，其中 21% 患者仅有肺栓塞，9.6% 患者同时有肺栓塞和 DVT。两组患者中，非口服抗凝药均平均使用 10 d。在有效性研究终点方面，达比加群不劣于华法林（*HR*：1.10，95% *CI*：0.65~1.84）。在大出血发生率方面差异无统计学意义（表 7-2），但达比加群组有更低的总出血率（*HR*：0.71，95% *CI*：0.59~0.85）。它的双生子研究 RE-COVER Ⅱ 共纳入了 2 589 例患者，也确认了这些结果（主要有效性终点：*HR*：1.08，95% *CI*：0.64~1.80；大出血：*HR*：0.69，95% *CI*：0.36~1.32）（表 7-2）。在汇总的 RE-COVER 研究人群中，有效性的 *HR* 值为 1.09（95% *CI*：0.76~1.57），大出血的 *HR* 值为 0.73（95% *CI*：0.48~1.11）。

　　EINSTEIN-DVT 研究和 EINSTEIN-PE 研究使用随机、开放标签、非劣效性实验设计来对比单用口服直接 Xa 因子抑制剂利伐沙班（15 mg 每天 2 次，治疗 3 周，随后改为 20 mg，1 次/d）与依诺肝素/华法林方案治疗的 VTE 患者。尤其是 EINSTEIN-PE 研究纳入了 4 832 例急性症状性肺栓塞患者，伴或不伴 DVT。在主要研究终点复发性、症状性 VTE 方面，利伐沙班不劣于标准治疗（*HR*：1.12；95% *CI*：0.75~1.68）。主要安全性终点（大出血或临床相关的非大出血）在两个治疗组中的发生率相似（利伐沙班 *HR*：0.90；95% *CI*：0.76~1.07）（表 7-2），但与标准治疗组相比，利伐沙班组大出血发生更少（1.1% 比 2.2%，*HR*：0.49；95% *CI*：0.31~0.79）。

　　AMPLIFY 研究对比单用口服直接 Xa 因子抑制剂阿哌沙班（10mg 2 次/d，治疗 7 d，随后改为 5 mg，1 次/d）与常规治疗（依诺肝素/华法林方案）在 5 395 例急性 VTE 患者中的效果，其中 1 836例患者为肺栓塞（表 7-2）。主要有效性终点是复发性、症状性 VTE 或 VTE 相关的死亡。主要安全性终点是大出血和大出血加临床相关的非大出血。在主要有效性终点方面，阿哌沙班不劣于常规治疗（*RR*：0.84，95% *CI*：0.60~1.18）。与常规治疗相比，在阿哌沙班组更少发生大出血（*RR*：0.31，95% *CI*：0.17~0.55，*P*<0.001）（表 7-2）。大出血与临床相关的非大出血在阿哌沙班组发生率为 4.3%，而在常规治疗组发生率为 9.7%（*RR*：0.44，95% *CI*：0.36~0.55，*P*<0.001）。

　　Hokusal-VTE 研究比较了口服直接 Xa 因子抑制剂依度沙班与常规治疗在至少接受了 5 d 初始肝素治疗的 8 240 例急性 VTE 患者（其中 3 319 例为肺栓塞）中的治疗效果（表 7-2）。患者接受 60 mg，1 次/d 的依度沙班治疗（肌酐清除率 30~50 ml/min 或体重<60 kg 时减量为 30 mg）或华法林治疗。药物使用时间为 3~12 个月，所有患者均随访 12 个月。在主要研究终点（复发性症状性 VTE 或致命性肺栓塞）方面，依度沙班不劣于华法林（*HR*：0.89，95% *CI*：0.70~1.13）。主要安全性终点（大出血或临床相关的非大出血）在依度沙班组发生更少（*HR*：0.81，95% *CI*：0.71~0.94，*P*=0.004）（表 7-2）。在 938 例 NT-proBNP 升高（>500 pg/ml）的急性肺栓塞患者

表 7-2　使用非维生素 K 依赖的新型口服抗凝药（NOACs）研究肺栓塞或 VTE 急性期治疗和标准抗凝时间的Ⅲ期临床试验

药物	研究	设计	治疗方案	时间	患者	有效性终点（结果）	安全性终点（结果）
达比加群	RE-COVER	双盲、双模拟	依诺肝素/达比加群（150 mg 2 次/d）vs. 依诺肝素/华法林	6 个月	2 539 例急性 PE 患者	复发性 VTE 或致命性 PE：2.4%（达比加群）vs. 2.1%（华法林）	大出血；1.6%（达比加群）vs. 1.9%（华法林）
	RE-COVER Ⅱ	双盲、双模拟	依诺肝素/达比加群（150 mg 2 次/d）vs. 依诺肝素/华法林	6 个月	2 589 例急性 PE 患者	复发性 VTE 或致命性 PE：2.3%（达比加群）vs. 2.2%（华法林）	大出血；15 例（达比加群）vs. 22 例（华法林）
利伐沙班	EINSTEIN-DVT	开放标签	利伐沙班（15 mg 2 次/d 3 周，而后 20 mg 1 次/d）vs. 依诺肝素/华法林	3、6 或 12 个月	3 449 例急性 DVT 患者	复发性 VTE 或致命性 PE：2.1%（利伐沙班）vs. 3.0%（华法林）	大出血或非颅内临床相关大出血；8.1%（利伐沙班）vs. 8.1%（华法林）
	EINSTEIN-PE	开放标签	利伐沙班（15 mg 2 次/d 3 周，而后 20 mg 1 次/d）vs. 依诺肝素/华法林	3、6 或 12 个月	4 832 例急性 PE 患者	复发性 VTE 或致命性 PE：2.1%（利伐沙班）vs. 1.8%（华法林）	大出血或非颅内临床相关大出血；10.3%（利伐沙班）vs. 11.4%（华法林）
阿哌沙班	AMPLIFY	双盲、双模拟	阿哌沙班（10 mg 2 次/d 7 d，而后 5 mg 2 次/d）vs. 依诺肝素/华法林	6 个月	5 395 例急性 DVT 或 PE 患者	复发性 VTE 或致命性 PE：2.3%（阿哌沙班）vs. 2.7%（华法林）	大出血；0.6%（阿哌沙班）vs. 1.8%（华法林）
依度沙班	Hokusai-VTE	双盲、双模拟	LMWH/依度沙班（60 mg 1 次/d；30 mg 1 次/d 如果肌酐清除率 30～50 ml/min 或体重<60 kg）vs. 普通肝素或 LMWH/华法林	6 个月	8 240 例急性 DVT 和/或 PE 患者	复发性 VTE 或致命性 PE：3.2%（依度沙班）vs. 3.5%（华法林）	大出血或非颅内临床相关大出血；8.5%（依度沙班）vs. 10.3%（华法林）

注：达比加群批准剂量为 150 mg，2 次/d 和 110 mg，2 次/d；VTE：静脉血栓栓塞症；PE：肺栓塞；DVT：深静脉形成

中，VTE 复发率在依度沙班组复发率为 3.3%，在华法林组为 6.2%（*HR*：0.52，95% *CI*：0.28～0.98）。

　　总之，这些以 NOACs 治疗 VTE 的临床研究结果显示，这些药物不劣于（在有效性方面）标准肝素/维生素 K 拮抗剂方案，并可能更加安全（特别是大出血）。在所有临床试验中，维生素 K 拮抗剂均获得了高 TTR 值；在另一方面，研究人群相对年轻，并且很少患肿瘤。目前 NOACs 可被

视为标准治疗的一种替代方案。截至指南发表，利伐沙班、达比加群、阿哌沙班已在欧盟被批准用于治疗 VTE；依度沙班目前正在进行监管评估。NOACs 应用经验仍然有限，并需要继续积累。欧洲心律失常协会近期发表了在不同临床情况下使用 NOACs 和管理其出血并发症的实用建议。

二、抗凝治疗疗程

肺栓塞患者抗凝治疗的目的在于预防 VTE 复发。多数病例使用维生素 K 拮抗剂治疗，而肿瘤患者的 VTE 治疗选用低分子量肝素。3 种 NOACs 在 VTE 的延伸治疗中得到了评价。

多数针对 VTE 长期抗凝治疗的研究纳入了 DVT 伴或不伴 PE 的患者。只有一项研究仅针对肺栓塞患者。VTE 的复发率并不取决于初次发病时的临床表现（例如肺栓塞和 DVT 发生后的复发率相似）；然而，对于肺栓塞患者，VTE 复发更易表现为有症状的肺栓塞，而 DVT 患者复发更易发生 DVT。

多项临床研究对 VTE 抗凝治疗的不同疗程进行了评价。这些研究的主要结论包括：①肺栓塞患者应接受至少 3 个月的抗凝治疗；②抗凝治疗 3 个月停药与治疗 6~12 个月后停药，其 VTE 复发的风险相近；③无休止的抗凝治疗可以将 VTE 的复发风险降低 90%，但其收益将以每年增加 1% 或以上的大出血风险为代价。一般来说，维生素 K 拮抗剂在治疗期间对预防 VTE 的复发有很好的效果，但并不能减少治疗结束后的复发风险。因此，当认为抗凝相关的出血风险和继续治疗的不便超过了 VTE 复发风险时，再考虑停止抗凝治疗。

进展期癌症是 VTE 复发的主要危险因素，在发生主要临床事件之后第一个 12 个月内复发率可达 20%。因此，肿瘤患者在初次发生肺栓塞之后应该是永久抗凝的适应人群。在一项针对肿瘤合并 DVT 患者的研究中，给予低分子肝素达肝素钠 200 U/kg，1 次/d，4~6 周，随后使用起始剂量的 75%，1 次/d，使用至 6 个月，在预防 VTE 复发方面比华法林有效。因此，建议肿瘤合并 VTE 的患者至少使用 3~6 个月的低分子量肝素。最初 6 个月治疗后的最佳治疗尚未明确，但建议低分子量肝素或维生素 K 拮抗剂的疗程与疾病病程相同。

除肿瘤患者外，停止治疗后 VTE 复发的风险与其主要事件的特点有关。一项针对初发急性肺栓塞患者的随访发现，在停止治疗后，有可逆性危险因素的肺栓塞的复发率约为每年 2.5%，而无明显危险因素的复发率为每年 4.5%。其他针对 DVT 患者的前瞻性研究也得到了类似结果。停止抗凝后第 1 年的复发率可能更高，最高达 10%。正如引言中所述，VTE 伴有暂时性或可逆性危险因素（如手术、创伤、制动、妊娠、口服避孕药或激素替代治疗）在诊断时认为是继发性，不具有上述因素的称为原发性。对于继发性肺栓塞患者，维生素 K 拮抗剂治疗 3 个月优于更短时间。如果暂时性危险因素不再存在，通常不推荐 >3 个月的治疗。

评估原发性肺栓塞患者复发的风险则更加复杂。以下危险因素可能帮助我们识别出患者长期的复发风险较高（1.5~2.0）：①既往一次或多次患 VTE，②抗磷脂抗体综合征，③遗传性易栓症，④近端静脉有血栓残留。肺栓塞后的附加复发危险因素为出院时超声心动图评价持续存在的右心室功能不全。另一方面，停用维生素 K 拮抗剂后 1 个月 D-dimer 检测阴性也被看作是 VTE 复发的保护性因素（RR：0.4）。

在有易栓标记的患者中，体内存在狼疮抗凝物者具有确定的蛋白 C 和蛋白 S 缺乏，以及存在 FV Leiden 纯合突变或凝血酶原 G20210A 纯合型（PTG20210A）的患者，是第一次原发性 VTE 发作后长期抗凝治疗的适应人群。目前无有效证据支持杂合型 FV Leiden 或 PTG20210A 的患者将从长期抗凝治疗中获益。

目前没有合适的用于接受抗凝治疗患者的出血风险评分。基于目前已有的证据，危险因素包括：高龄（特别是>75 岁），消化道出血史（特别是不伴有可逆性或可治疗因素的），卒中史，缺血性或出血性疾病，慢性肝肾疾病，同时接受抗血小板治疗（如果可能宜避免），其他严重的急慢性疾病，抗凝效果不佳和抗凝治疗监测不佳。

在 VTE 复发风险和出血风险平衡的基础上，原发性肺栓塞患者应使用维生素 K 拮抗剂治疗至少3 个月。这一疗程之后，若其也有治疗意愿，应考虑给予初发原发性近端 DVT 或肺栓塞且出血风险低的患者长期抗凝治疗。值得注意的是，"长期抗凝"并不等同于"终身抗凝"；它是指在急性过程之后的 3 个月随访时不能确定抗凝疗程的情况，对于这些患者而言，何时停止抗凝治疗需要进行定期的再评价，取决于复发和出血风险的动态平衡。终身抗凝被推荐于多数再发的原发性 DVT 或肺栓塞患者。

在目前两项共纳入 1 224 例患者的研究中，阿司匹林延伸治疗（在标准的口服抗凝药治疗之后）可以将原发性 DVT/肺栓塞患者的复发风险降低 30%～35%。其降低复发风险的效果相当于口服抗凝药的不到一半；另一方面，阿司匹林相关的出血率较低。

三、用于延伸治疗的 NOACs

3 种 NOACs 被评价对于 VTE 患者延伸治疗的效果：达比加群、利伐沙班和阿哌沙班。在所有研究中，肺栓塞患者占全部研究人群的近三分之一，另外三分之二为无明显肺栓塞表现的 DVT 患者。纳入延伸治疗研究的患者须完成初始和长程抗凝治疗。

有两项不同的研究将达比加群和华法林或安慰剂作比较。在 RE-MEDY 研究中，2 866 例患者被随机给予达比加群 150 mg，2 次/d，或华法林（INR 2～3）。达比加群在预防明确的有症状的 VTE 复发或 VTE 相关死亡方面不劣于华法林（HR：1.44，95%CI：0.78～2.64，$P = 0.01$）。达比加群治疗的大出血率为 0.9%，华法林治疗的大出血率为 1.8%（HR：0.52，95%CI：0.27～1.02）。在 RE-SONATE 研究中，1 355 例患者被随机给予达比加群或安慰剂作为 6 个月后的补充抗凝治疗。达比加群将 VTE 复发率或不能解释的死亡降低了 92%（HR：0.08，95%CI：0.02～0.25）。达比加群组出血率为 0.3%，安慰剂组出血率为 0。大出血或临床相关非大出血分别发生于 5.3% 和 1.8% 的患者（HR：2.92，95%CI：1.52～5.60）。

随机、双盲的 EINSTEIN 延伸研究评价了利伐沙班延伸治疗 VTE 的有效性和安全性。在初发 VTE 完成 6～12 个月抗凝治疗后延长使用利伐沙班（20 mg，1 次/d）6 或 12 个月与安慰剂做对比。利伐沙班比安慰剂在预防 VTE 复发方面具有更好的效果（1.3%比 7.1%；HR：0.18，95%CI：0.09～0.39）。非致死性大出血在利伐沙班组发生率为 0.7%，在安慰剂组为 0。利伐沙班组大出血或临床相关非大出血的发生率为 6.0%，安慰剂组为 1.2%（HR：5.19，95%CI：2.3～11.7）。

AMPLIFY 延伸研究是一项双盲试验，VTE 患者随机接受两种不同剂量的阿哌沙班（2.5 或 5mg，2 次/d）或安慰剂。患者在继续或终止抗凝治疗方面在临床上较为平衡，遂可纳入研究。研究的治疗时间为 12 个月。安慰剂组患者有症状的复发性 VTE 或各种原因导致的死亡发生率为 11.6%，2.5 mg 阿哌沙班组发生率为 3.8%（与安慰剂比 HR：0.33，95%CI：0.22～0.48），5 mg 阿哌沙班组发生率为 4.2%（与安慰剂比 HR：0.36，95%CI：0.25～0.53）。大出血发生率在安慰剂组为 0.5%，2.5 mg 阿哌沙班组为 0.2%，5 mg 阿哌沙班组为 0.1%；大出血或临床相关非大出血发生率分别为 2.7%、3.2%（与安慰剂比 HR：1.20，95%CI：0.69～2.10）和 4.3%（与安慰剂比 HR：1.62，95%CI：0.69～2.73）。

总体而言，应用 NOACs 进行 VTE 延伸治疗的临床试验与应用这些药物进行急性期治疗和肺栓塞或 VTE 后标准疗程抗凝治疗的研究（在前文中描述）结果相一致。这些研究提示 NOACs 既有效（在预防有症状或致死性的复发性 VTE 方面）又安全（尤其在大出血方面），可能优于标准的维生素 K 拮抗剂方案。

四、特殊情况肺栓塞的治疗

1. 妊娠期肺栓塞的治疗　妊娠期肺栓塞的治疗以肝素抗凝为基础，因为肝素不能透过胎盘且未检测出乳汁的含量。越来越多的证据提示低分子量肝素在妊娠期是安全的，其应用得到了多项研究的支持。低分子量肝素剂量需根据体重调整。根据抗 Xa 因子活性调整剂量考虑用于体重极端的女性或伴有肾脏疾病者，但推荐常规监测。妊娠不是普通肝素的禁忌证，虽然需要监测 APTT 且长期使用会增加骨质疏松的风险。磺达肝癸钠由于缺乏数据支持而不推荐用于妊娠患者。维生素 K 拮抗剂可透过胎盘且在孕早期有明确的致畸作用。在孕晚期使用维生素 K 拮抗剂可造成胎儿或新生儿出血，以及胎盘早剥。华法林与整个妊娠期出现中枢神经系统急性有关。

分娩期的处理需要特别重视。除非在分娩前 12 小时停用低分子量肝素，否则不应使用硬膜外麻醉。在硬膜外置管拔除 12~24 h 之后可以恢复治疗。建议产科医生、麻醉医生和内科专家在这一过程密切合作。

分娩后肝素可被维生素 K 拮抗剂治疗替代。抗凝治疗至少延续至分娩后 6 周，整个疗程至少 3 个月。维生素 K 拮抗剂可应用于母乳喂养者。

应用溶栓剂的 28 例妊娠妇女的报道（多使用 rt-PA 100 mg 2h 方案）提示母体出现并发症的风险与非妊娠人群相同。除危重病例外，溶栓治疗不应在围产期使用。

2. 恶性肿瘤合并肺栓塞的治疗　在选择恶性肿瘤合并急性肺栓塞患者的抗凝方案时，推荐低分子量肝素作为急性期（除外高危肺栓塞）及随后 3~6 个月的一线治疗方案。然而，这一方案很大程度上是基于单一的一项研究，其表明相较于由肝素早期换为维生素 K 拮抗剂，VTE 的复发率减少 50%，出血风险并无增加。目前关于磺达肝癸钠及 NOACs 对肿瘤合并 PE 的相关证据仍有限。

长期抗凝治疗分为继续应用低分子量肝素、过渡至维生素 K 拮抗剂及停止抗凝治疗。临床决策应因人而异，根据抗肿瘤治疗成功情况，VTE 的复发率，出血风险及患者偏好等制定。定期评估长期抗凝治疗的风险-效益比是一项合理的策略。

肿瘤患者在维生素 K 拮抗剂或低分子量肝素治疗中出现 VTE 复发，应升级至更高允许剂量的低分子量肝素治疗或选择下腔静脉滤器植入。静脉滤器应在出血导致抗凝禁忌时考虑使用；然而在无抗凝治疗下，静脉滤器血栓形成在肿瘤患者中发生风险明显增加。近期的一项前瞻性随机研究显示，无论 DVT 或肺栓塞的肿瘤患者，在磺达肝癸钠抗凝的基础上置入静脉滤器并未带来临床获益。

参考文献

[1] Schulman S, Kearon C, Kakkar AK, et al. Dabigatran versus warfarin in the treatment of acute venous thromboembolism. N Engl J Med, 2009, 361 (24): 2342-2352.

[2] Schulman S, Kakkar AK, Goldhaber SZ, et al. Treatment of acute venous thromboembolism with dabigatran or warfarin and pooled analysis. Circulation, 2014, 129 (7): 764-772.

[3] EINSTEIN Investigators, Bauersachs R, Berkowitz SD, et al. Oral rivaroxaban for symptomatic venous thromboembolism. N Engl J Med, 2010, 363 (26): 2499-2510.

[4] EINSTEIN-PE Investigators, Büller HR, Prins MH, et al. Oral rivaroxaban for the treatment of symptomatic pulmonary embolism. NEngl J Med, 2012, 366 (14): 1287-1297.

［5］Agnelli G，Büller HR，Cohen A，et al. Oral apixaban for the treatment of acute venous thromboembolism. N Engl J Med，2013，369 （9）：799-808.

［6］Büller HR，Decousus H，Grosso MA，et al. Edoxaban versus warfarin for the treatment of symptomatic venous thromboembolism. N Engl J Med，2013，369（15）：1406-1415.

［7］Konstantinides S，Torbicki A，Agnelli G，et al. 2014 ESC Guidelines on the diagnosis and management of acute pulmonary embolism. Kardiol Pol，2014，72（11）：997-1053.

特发性间质性肺炎新分类

徐作军

中国医学科学院　北京协和医学院　北京协和医院

第 8 章

特发性间质性肺炎（idiopathic interstitial pneumonia，IIP）是指一组原因不明的间质性肺病，其临床表现和预后各不相同，这与其不同病理类型有关。关于 IIP 的分类经历了一个漫长的演变过程。

早在 1967 年 Liebow 和 Carrington 从病理学角度将 IIP 分为普通型间质性肺炎（usual interstitial pneumonitis，UIP）、脱屑性间质性肺炎（desquamativeinterstitialpneumonitis，DIP）、闭塞性细支气管炎伴间质性肺炎（bronchiolitis obliterans with interstitial pneumonia，BIP）、淋巴细胞性间质性肺炎（lymphocytic interstitial pneumonia，LIP）和巨细胞性间质性肺炎（giant cell interstitial pneumonia，GIP）。这种分类方法仅是从病理学角度出发，未能结合临床资料的分析，在当时的条件下，如果没有病理诊断，临床医生很难加以区分。

1998 年，Katzenstein 和 Myers 把 IIP 的病理重新分为 4 型，即 UIP、DIP/呼吸性细支气管炎伴间质性肺病（respiratory bronchiolitis-associated interstitial lung disease，RB-ILD）、急性间质性肺炎（acute interstitial pneumonia，AIP）以及非特异性间质性肺炎（non-specific interstitial pneumonia，NSIP）。之所以在 DIP 这一型中并列加入了 RB-ILD，这是因为 90% 的 DIP 和几乎所有的 RB-ILD 均有吸烟史，提示吸烟或其他环境因素在 DIP/RB-ILD 的发病机制中具有相似的作用。

在上述分型中，AIP 起病急骤、预后差，但与 UIP 相比，DIP/RB-ILD 和 NSIP 预后要好得多。显然，临床上把 UIP 和其他类型区分开来对确定治疗方案和判断预后都是非常重要的。故 2000 年，为了将预后差的 UIP 和预后相对好的 DIP 和 NSIP 等区分开来，美国胸科协会（American Thoracic Society，ATS）和欧洲呼吸病学会（European Respiratory Society，ERS）达成共识，将特发性肺纤维化（idiopathic pulmonary fibrosis，IPF）作为 UIP 的临床专用名词。

国际上第一个关于（IIP 的专家共识是 2002 年由 ATS 和 ERS 共同制定的，该共识对 IIP 的分类和诊断标准进行了规范化的界定。根据病理学表现将 IIP 分为 7 大类，即寻常型间质性肺炎（UIP，对应的临床诊断名称为 IPF）、NSIP、隐源性机化性肺炎（cryptogenic organizing pneumonia，COP）、DIP、RB-ILD、LIP 和 AIP。2002 年分类共识的特点有：①首次把临床和病理诊断结合起来；②强调 IIP 的临床诊断应是一个动态修正过程；③提出由临床、影像和病理三方面的多学科讨论是诊断 IIP 的最可靠方法；④建议用 COP 替代闭塞性细支气管炎伴机化性肺炎（bronchiolitis obliterans with organizing pneumonia，BOOP）。

近十年来，随着基础和临床的研究深入，呼吸病学家对 IIP 有了进一步的认识，比如 2007 年的关于 IPF 急性加重的专家共识、2007 年关于特发性 NSIP（iNSIP）的专家共识、2011 年关于 IPF 的诊治指南等，但同时也遇到了一些新问题，如某些外科肺活检患者的病理不能归入上述 7 个病理类型，一些新的病理类型被发现等。鉴于此，间质性肺病领域的专家们认为，需要对 2002 年的分类进行修订，以更符合临床和科研工作。

新 IIP 分类制定工作于 2010 年在新奥尔良启动，2012 年 9 月在欧洲呼吸病年会上作了介绍，2013 年 9 月正式在《美国呼吸与危重症杂志》上发表。由 34 位来自不同学科的间质性肺病方面的专家参与了新分类的起草和撰写，其中包括 19 名呼吸病学专家、4 名放射病学专家、5 名病理学专家、4 名分子生物学专家和 2 名循证医学专家。

需要特别指出的是，这次 IIP 新分类专家共识并不是一个独立的指南，而是对 2002 年 IIP 专家共识的更新和补充。全文主要的内容包括：引言、研究方法、新 IIP 分类的内容摘要、2002 年以来关于 IIP 的临床诊断方法进展、IIP 诊断中重要的鉴别诊断、2002 年以来各种 IIP 的研究进展、疾病的临床行为分类和生物标记物。

新分类方案与 2002 年 IIP 专家共识的区别在于：①重申 iNSIP 是一种独立的 IIP 的类型；②收集了更多的吸烟相关性间质性肺病的信息。③认为 IPF 的自然病程具有不同形式，可以表现为长期稳定、缓慢进展或快速进展，并且可以在病程中出现急性加重；④对慢性间质性肺病的"急性加重（AE）"有了较明确的定义和描述；⑤首次明确提出部分 IIP 患者病理难以归入现有的 IIP 类型中（不能分类的原因主要是由于病理表现为混合类型）；⑥提出了根据疾病行为学特征的临床分类方法和处理原则，尤其适用于没有肺脏病理支持和胸部高分辨 CT（HRCT）不符合某一典型的 IIP 影像学表现的患者；⑦提出了一种新的 IIP 类型—特发性胸膜肺弹力纤维增生症（pleuroparenchymal fibroelastosis，iPPFE）；⑧总结了 IIP 的分子生物学标记物和基因学研究结果。

2013 年 IIP 新分类概括起来可分为病理学分类和临床分类二部分。病理学分类把 IIP 分为 3 大类：①主要的 IIP；②罕见的 IIP；③未能分类的 IIP（表 8-1）。对于主要的 IIP（2%~20% 是家族性，>80% 是散发性的），又进一步分为 3 个亚组，即：慢性致纤维化性间质性肺炎（包括 IPF、iNSIP）、急性/亚急性间质性肺炎（包括 COP、AIP）和吸烟相关性间质性肺炎（包括 RB-ILD、DIP）（表 8-2）。罕见的 IIP 包括：特发性 LIP 和 iPPFE。临床上曾报道过的急性纤维素性机化性肺炎和气道中心性间质性肺炎未被列入独立的临床病理类型，但作为罕见的组织病理学类型提及。对于未能分类的 IIP（临床占 IIP 的 10%~30%），主要包括以下的情况：（1）临床、影像、病理学资料不全，不足以确定类型；（2）临床、影像、病理存在明显不一致的情况，见于如下情况：①经治疗后，某些间质性肺炎的影像/病理学发生了变化，如某些活检确诊的 DIP 患者接受糖皮质激素治疗后，影像学上遗留有类似 NSIP 的表现；②某些疾病难以用 2002 年的 IIP 指南的分型来进行评价时，如患者以机化性肺炎的表现为主，但同时存在肺间质纤维化的病理表现；③同一个的患者同时有不同的 HRCT 和/或病理学表现。

新方案除了从病理学角度对 IIP 重新分类外，还从临床方面推出了根据 IIP 疾病行为特征进行分类的临床分类方案，建议把 IIP 分为 5 组，并针对不同的临床组别予以不同的监测措施和治疗目标（表 8-3）。这种分类方案考虑了以下几个因素：①在 IIP 中，某些类型可通过多学科讨论明确疾病的临床行为，如 IPF，但是某些 IIP 亚型的临床行为可多样性（如 NSIP）；②基于肺功能和/或 HRCT 来判断疾病严重程度，在某些重症 NSIP 病例常可表现为进行性的不可逆病程；③通过 HRCT 和肺活组织检查来综合判断 IIP 病例潜在的可逆性和不可逆性临床病程；④这种分类仅判断疾病的短期临床行为；针对每个具体的病例，应根据病程中的病情变化及时评估疾病的临床行为分类。这种分类方法尤其适用于不能分类的 IIP 亚型及不能行病理检查的患者，这种临床行为分类是 IIP 分类标准的一个补充，不能把它作为推迟外科肺活检的理由。这一分类系统还需要进一步的临床验证来证实它的临床相关性和实用性。

表 8-1 2013 年 ATS/ERS 多学科诊断的特发性间质性肺炎分类

主要特发性间质性肺炎
　特发性肺纤维化（IPF）
　特发性非特异性间质性肺炎（iNSIP）
　呼吸性细支气管炎-间质性肺疾病（RB-ILD）
　脱屑性间质性肺炎（DIP）
　隐源性机化性肺炎（COP）
　急性间质性肺炎（AIP）
罕见特发性间质性肺炎
　特发性淋巴细胞间质性肺炎（iLIP）
　特发性胸膜肺弹力纤维增生症（iPPFE）
不能分类特发性间质性肺炎

表 8-2 主要 IIP 的分类

分类	临床-影像-病理诊断	影像和/或病理学类型
慢性致纤维化性 IP	特发性肺纤维化	寻常型间质性肺炎
	特发性非特异性间质性肺炎	非特异性间质性肺炎
吸烟相关性 IP[a]	呼吸性细支气管炎-间质性肺病	呼吸性细支气管炎
	脱屑性间质性肺炎	脱屑性间质性肺炎
急性/亚急性 IP	隐源性机化性肺炎	机化性肺炎
	急性间质性肺炎	弥漫性肺泡损伤

注：IIP，特发性间质性肺炎；IP，间质性肺炎；[a]脱屑性间质性肺炎也可见于非吸烟者

表 8-3 特发性间质性肺炎的临床分类

临床行为	治疗目的	监测策略
可逆性或自限性疾病（如大多 RB-ILD 患者）	去除可能的原因	短期（3~6 个月）观察，以判断疾病进展
伴有进展因素的可逆性疾病（如富细胞型 NSIP 取得初始效果后和某些纤维化型 NSIP、DIP、COP）	短期观察证实治疗有效，合理的长期治疗	长期观察保证治疗效果稳定
伴有部分残留的稳定病变（如某些纤维化型 NSIP）	维持目前状态	长期观察评估疾病进程
具有潜在稳定，但可能进展的不可逆的疾病（如某些纤维化型 NSIP）	预防进展	长期观察评估疾病进程
即使积极治疗，仍呈不可逆进行性进展的疾病（如 IPF、某些纤维化型 NSIP）	延缓疾病进展	长期观察评估疾病进程，判定肺移植或有效的辅助治疗方法

注：RB-ILD，呼吸性细支气管炎伴间质性肺病；NSIP，非特异性间质性肺炎；DIP，脱屑性间质性肺炎；COP，隐源性机化性肺炎；IPF，特发性肺纤维化

除了 IIP 新的病理和临床分类外，专家共识还对生物标记物在 IIP 的诊断、鉴别诊断、治疗和预后中的作用研究进展作了回顾。比如，肺功能的快速下降和/或生存率下降可能与血清中的某些上皮细胞或巨噬细胞相关蛋白有关，如 SP-A、SP-D、KL-6、趋化因子配体-18（CCL18），基质金属蛋白酶-7（MMP-7）等。虽然它们之间的相关性还需进一步的研究来证实，但研究结果已提示某些生物标记物对于判断患者是否具有高进展风险有一定的临床意义。

某些生物标记物还有助于鉴别诊断，如相比于 NSIP、COP 或 CVD-IP 患者，IPF 患者血清中 SP-A 和 SP-D 水平显著升高；高水平的血清 DNA 水平也有助于鉴别 IPF 与非 IPF。NSIP 患者的肺和支气管肺泡灌洗液呈现辅助 T 细胞 1（Th1）优势的特点，而在 IPF 患者中却呈现以趋化因子受体-7（CCR-7）及 CCL-7 升高为特点的 Th2 样反应。此外，基因研究发现大多数的 NSIP 患者在基因表达上有别于 IPF 患者，虽然有些独立性队列研究的结果有一定的提示意义，但绝大多数研究都未能证实发生 IPF 的高风险与基因多态性有关。

综上所述，由于间质性肺病的认识还处在不断深入阶段，2013 年 IIP 新分类并未对 2002 年 IIP 专家共识做根本的调整，只是针对现有的认识做了进一步的归纳、整理和补充，随着人们对 IIP 研究的不断深入，一些新的临床病理类型还将不断被认识和发现。IIP 的诊断也由以前的纯病理学诊断逐渐向临床、影像和病理三方面的多学科讨论模式转变，随着肺活检病理资料的积累，一些具有典型 HRCT 特征的 IIP 已不再依靠病理学诊断，而分类方法也越来越偏向于临床实际应用，比如最新提出的根据 IIP 临床行为特征提出的临床分类。关于分子生物学和基因诊断，由于 IIP 病因不清，临床获得肺部病理有一定困难，因此通过分子生物学和基因诊断方法来进行诊断和鉴别诊断，有非常广阔的应用前景。但是我们也应该承认，目前的分类方法仍存在争议和概念的混乱，比如吸烟相关性间质性肺病，虽然成年 DIP 多与吸烟有关，但临床上有些 DIP 患者，特别是儿童并无吸烟史；另外不能分类的 IIP 分类也存在一定争议。

参考文献

[1] Liebow AA, Carrington CB. The interstitial pneumonias//In: Simon M, Potchen EJ, Lemay E, eds. Frontiers in pulmonary radiology. New York: Grune and Stratton, 1969: 102-141.

[2] Katzenstein AL, Myers JL. Idiopathic pulmonary fibrosis: clinical relevance of pathologic classification. Am J Respir Crit Care Med, 1998, 157 (4 Pt 1): 1301-1315.

[3] American Thoracic Society. Idiopathic pulmonary fibrosis: diagnosis and treatment international consensus statement. Am J Respir Crit Care Med, 2000, 161 (2 Pt 1): 646-664.

[4] American Thoracic Society, European Respiratory Society. American Thoracic Society/European Respiratory Society international multidisciplinary consensus classification of the idiopathic interstitial pneumonias. Am J Respir Crit Care Med, 2002, 165 (2): 277-304.

[5] Travis WD, Costabel U, Hansell DM, et al. An Official American Thoracic Society/European Respiratory Society Statement: update of the international multidisciplinary classification of the idiopathic interstitial pneumonias. Am J Respir Crit Care Med, 2013, 188 (6): 733-748.

间质性肺疾病的康复治疗

第 9 章

李 洁 代华平

首都医科大学附属北京朝阳医院 北京呼吸疾病研究所

间质性肺疾病（interstitial lung disease，ILD）是一组不同类型的/非特异性的，侵犯肺泡壁及肺泡周围组织的疾病，有百余种病因。虽然不同病因或不同类型 ILD 的发病机制不完全一样，但是这类疾病都经历着一个共同的变化——肺实质的损伤，肺基质细胞增生，异常的细胞外基质沉积，最终导致肺脏纤维化，临床表现是缺氧。研究表明，肺康复治疗可减缓慢性肺疾病患者肺功能的下降速度、减少急性发作次数、提高患者的生活质量，从而减轻家庭和社会负担。随着医学科学的发展，对疾病认识的深入，如何早期发现和康复干预防治疾病进展引起了人们的重视。肺康复内容不仅包括呼吸训练、肢体锻炼，还包括氧疗、患者教育、无创通气、营养膳食等。大量证据提示了肺康复在慢性阻塞性肺疾病（chronic obstructive pulmonary diseases，COPD）患者中的疗效，越来越多的证据支持肺康复在 ILD 中的应用，但两者病理生理机制截然不同，因此不少学者提出应根据 ILD 自身的病理生理机制制定适合 ILD 的肺康复方案。

一、肺康复治疗 ILD 的疗效

最近发表的一项肺康复治疗 ILD 的循证医学研究，入选了 5 项随机或半随机研究，包括 86 例肺康复组患者和 82 例对照组患者。研究发现，经过为期 8~12 周的肺康复治疗后，患者的 6 min 步行距离（6 minute walk distance，6MWD）较对照组平均增加 44.3 m，氧耗阈值平均提高 1.24 ml/（min·kg），呼吸困难评分平均降低 0.66 分，生活质量评分平均提高 0.59 分；亚组分析提示肺间质纤维化（idiopathic pulmonary fibrosis，IPF）患者上述指标均有改善，但改善幅度稍低。另有一项在 3 个中心完成的大规模随机对照研究正在进行，准备纳入 116 例 ILD 患者。

Huppmann 等对 402 例 ILD 患者（其中 202 例 IPF 患者）进行了为期 11 年的观察研究，是迄今为止发表的最大规模肺康复治疗 ILD 的观察研究。他们的研究发现 4 周的康复锻炼使患者的活动能力（6MWD）、呼吸困难评分（CRQ 问卷）和生活质量评分（SF-36）均得到明显改善，甚至在 ILD 合并肺动脉高压的患者中，肺康复治疗后患者的 6MWD 仍得以提高；Kozu 也报道了 36 例 IPF 患者在经过 8 周门诊康复锻炼后，股四头肌张力增加了 10%。

然而学者们也发现，改善的幅度与病种和病情严重程度关系十分密切。Huppmann 等发现合并肺动脉高压的患者较无肺动脉高压的患者 6MWD 基础值较低，并且肺康复锻炼后 6MWD 的改善幅度也小。Holland 等发现当 IPF 患者病情较轻时，进行肺康复锻炼获益更大并且持续时间更长；对于 IPF 患者，用力肺活量（FVC）越高、活动所致氧和下降得越少以及右心室收缩压越低，肺康复后 6MWD 增加越多；但 IPF 患者 6MWD 增加的幅度 [（21 ± 58）比（43 ± 56）m，$P = 0.21$]

不及其他 ILD 患者，IPF 患者圣乔治呼吸困难评分的改善程度也不及其他 ILD 患者 ［（2.7 ± 5.6）比（4.6 ± 5.2）分，$P = 0.25$］。

二、ILD 肺康复方案

一项研究显示，将基于慢阻肺患者制定的肺康复指南应用于 IPF 患者时收效甚微。这就提示我们，应当基于不同的 ILD 病理生理机制制定与疾病相关的肺康复治疗方案。

1. 运动锻炼　所有研究中的运动锻炼均包括肌力训练和耐力训练，肌力训练常推荐用于慢阻肺患者，在 ILD 肺康复的研究中有的不明确，有的提出双上肢举哑铃和双下肢抗阻训练各 3~4 下，重复 10 次，每天 1~3 轮。耐力训练采用踏车或跑步机，踏车训练时间一般为 5~30 min；训练强度为峰值的 50%~80%，以达到通气阈值的目标心率，或达到患者年龄段最高心率的 60%。步行训练则采用 6 min 步行试验速度的 80% 或达到患者年龄段最高心率的 60%；这些研究都强调持续训练，但并无一项研究报道真正实施的可行性究竟如何。强度和耐力训练都应根据个体化需求进行调整，尤其是严重 IPF 患者，最好在安排较长的休息时间后间断进行耐力训练，这是由于 IPF 患者更易于出现呼吸困难，活动耐量受限也更加明显。Kozu 等针对活动能力严重下降的 IPF 患者（FVC 仅为预计值 51%，MRC 分级为 5 级），实施间断训练的方案（患者按 6 min 步行试验峰值速度步行 1 min，然后再按照峰值速度的 50% 步行 1 min，交替进行）。此外，运动中应密切监护，尤其是病情严重的患者以及运动致明显低氧的患者；对于结缔组织相关 ILD 患者，需予调整运动方式以避免其关节疼痛。虽然并无研究报告运动锻炼的并发症，但循证医学研究证实运动训练对于 ILD 患者是安全的。

2. 呼吸训练　常用的呼吸训练技术是缩唇呼吸，但这主要针对慢阻肺患者有效。由于 IPF 和慢阻肺的呼吸病理生理机制差异很大，IPF 患者并无气道阻塞，因此应用呼吸末正压技术并不能使其获益，缩唇呼吸会增加这类限制性肺病患者的呼吸功。同时 IPF 患者呼吸浅快，尤其是在活动时，容易造成一定程度的过度通气，而轻微的缩唇呼吸可能对 IPF 患者调整呼吸频率是有益的。IPF 患者的呼吸训练应强调控制呼吸和膈肌活动，以避免呼吸急促、患者焦虑，同时应改善气体交换。由于大多数 IPF 患者胸廓变硬，扩胸运动和胸部肌肉的拉伸训练对于这类限制性肺疾病患者或许有益。

3. 氧疗　最近完成的一项在 52 例 ILD 患者进行 6 min 步行试验过程中吸氧与否的研究发现，在步行中吸氧可显著增加步行距离（255.1 比 286 m，$P < 0.0001$）和步行结束后的动脉血氧饱和度（SaO_2），并显著降低患者 Borg 呼吸困难评分。这些患者在步行过程中有 19 例至少停下 1 次，主要是因为严重呼吸困难和/或疲劳。这 19 例患者在休息一段时间后再次进行步行试验并同时给予吸氧，其中 8 例无需暂停。并且这 19 例患者吸氧后步行距离增加的幅度远大于其他患者吸氧后增加的距离 ［（61.4±12.5）比（13.4±4.0）m，$P = 0.001$］。Frank 等补充说明他们对 ILD 患者在步行过程中调节氧流量的方法：70 例 ILD 患者先不吸氧，患者在步行过程中监测血氧饱和度（SpO_2），如果出现 $SpO_2 < 90\%$，立即中止步行并以 2 L/min 上调氧流量，重复测试，直至患者 SpO_2 始终 $>90\%$ 或者氧流量升至 6 L/min。通过这一调节方法发现，其余 41 例在家已接受氧疗的患者，在步行过程中采用此法吸氧也可增加步行距离约 16.9 m（$P = 0.02$）。这些结果提示 ILD 患者在运动过程中吸氧可显著改善患者的活动耐力和生活质量。因此，有学者主张 ILD 患者在运动锻炼时应用氧疗，即使患者没有运动所致低氧血症，氧疗也可增加高强度运动的耐力。有意思的是，Visca 的研究还发现使得这些患者暂停运动的原因是由于肺动脉高压而非其 ILD 本身的严重程度，这与一些研究发现的肺动脉高压对 ILD 患者运动耐量的影响是一致的。考虑到慢性静息低氧血症在肺动脉高压发生发展中可能的作用，目前推荐 ILD 合并肺动脉高压的患者需进行长期氧疗（维持 SpO_2 在 90% 以上）。

4. 患者教育与精神治疗　日本一项研究入选了 65 例 IPF 患者进行为期 8 周的肺康复训练，将患者根据 MRC 分级进行肺康复：2、3、4 级的患者在监督指导下进行门诊康复训练，而 MRC5 级的患者则在家自行锻炼，仅由家庭医疗人员每 2 周访视一次。结果是 MRC2、3 级患者 6MWD 明显改善，MRC4 级仅轻微改善，5 级患者无改善。相比而言，Huppmann 等在 402 例 ILD 患者（其中 202 例 IPF 患者）在住院期间实施肺康复，6MWD 增加了（45±55）m。这两个研究结果不同的原因是，前一项研究中对严重程度最高（MRC5 级）的患者给予的反而是缺乏监督指导的家庭康复训练，可以预见患者由于呼吸困难或疲惫等容易中止训练，肺康复方案完成的质量难以保正；而 Huppmann 等的研究中，肺康复在医护人员严密的指导监督下完成，尤其对于活动能力明显下降的患者，并且该研究样本量非常大且病情严重程度类似，因此这种监督指导方案更加有效可行，这一研究结果被另一项包含了 99 例 ILD 患者的回顾性研究所证实。

患者教育还包括关于严重呼吸困难的处理以及自我管理和调整，从而避免或减少患者不必要的恐慌、紧张、焦虑和/或抑郁。与慢阻肺患者类似，ILD 患者精神方面的合并症例如焦虑、恐慌和/或抑郁甚至在早期就已出现，因此应将这些作为治疗的一部分。对于合并基础疾病（如类风湿性关节炎）的患者，还应提供相关基础疾病的教育。

5. 肺康复疗效的维持　慢阻肺患者进行肺康复治疗的疗效一般能维持 12～18 个月。然而，一些小规模研究显示，IPF 患者在肺康复治疗后 6 个月随访时，患者的活动耐量、生活质量或生存率与对照组相比差异均无统计学意义，亚组分析提示只有疾病严重程度较高的患者生活质量可改善；并且与其他 ILD 相比，IPF 患者肺康复后维持疗效的可能性更小：肺康复治疗 6 个月后，只有 35% 的 IPF 患者还能维持 6MWD，而其他 ILD 患者中 41% 能维持；6 个月后仍认为呼吸困难改善程度类似的患者比例也较其他 ILD 低（24% 比 56%；$P < 0.05$）。也有报道肺康复 1 年后 15 例 ILD 患者活动耐量仍维持。一项日本的研究显示，在为期 8 周的肺康复训练后随访半年，只有日常活动能力评分（吃饭、下床、穿衣、洗澡、购物和交通）可以维持，其他指标（6MWD、股四头肌肌力、生活质量评分、MRC 分级）均下降至肺康复前水平。

此外，肺康复训练的时间也对疗效发挥重要作用。一项研究显示，10 例 ILD 患者（FVC% 仅 47%）在康复训练 12 周和 24 周后改善程度明显增加 [6MWD 从基础值（321±155）m 增加至 12 周时的（400±184）m，延长至 24 周后 6MWD 增至（428±211）m，$P < 0.05$]。然而对大多医疗机构而言，很少能提供如此长时间的肺康复训练，因此，一个可行的方案是鼓励患者在家进行后续的家庭康复训练以维持和巩固肺康复的疗效。

三、未来展望

一项正在进行的多中心随机对照研究将探讨 ILD 患者实施肺康复的最佳治疗时机，未来研究也将关注肺康复的治疗周期和探索可行性更好的康复方案；此外，一些新型治疗方式，例如神经肌肉电刺激、吸气肌训练、无创通气，甚至太极、瑜伽等，已应用于慢阻肺患者并取得一定收益，这些方式能否应用于 ILD 患者，仍值得进一步探讨。

肺康复治疗作为一项重要的治疗措施，不应当只局限于慢阻肺患者　对 ILD 患者实施肺康复治疗已取得一定的短期疗效，肺康复治疗可能会成为一项可行的 ILD 治疗方案的一部分。未来研究应探讨如何建立更行之有效的 ILD 肺康复方案，以及最佳治疗时机和治疗周期。

参考文献

[1] Raghu G, Collard HR, Egan JJ, et al. An official ATS/ERS/JRS/ALAT statement：idiopathic pulmonary fibrosis：evidence-based guidelines for diagnosis and management. Am J Respir Crit Care Med, 2011, 183（6）：788-824.

[2] Poletti V, Ravaglia C, Buccioli M, et al. Idiopathic pulmonary fibrosis：diagnosis and prognostic evaluation. Respiration, 2013, 86（1）：5-12.

[3] Dowman L, Hill CJ, Holland AE. Pulmonary rehabilitation for interstitial lung disease. Cochrane Database Syst Rev, 2014, 10：CD006322.

[4] Vainshelboim B, Oliveira J, Yehoshua L, et al. Exercise training-based pulmonary rehabilitation program is clinically beneficial for idiopathic pulmonary fibrosis. Respiration, 2014, 88（5）：378-388.

[5] Holland AE, Hill CJ, Conron M, et al. Short term improvement in exercise capacity and symptoms following exercise training in interstitial lung disease. Thorax, 2008, 63（6）：549-554.

[6] Nishiyama O, Kondoh Y, Kimura T, et al. Effects of pulmonary rehabilitation in patients with idiopathic pulmonary fibrosis. Respirology, 2008, 13（3）：394-399.

[7] Dowman L, McDonald CF, Hill C, et al. The benefits of exercise training in interstitial lung disease：protocol for a multicentre randomised controlled trial. BMC Pulm Med, 2013, 13：8.

[8] Huppmann P, Sczepanski B, Boensch M, et al. Effects of inpatient pulmonary rehabilitation in patients with interstitial lung disease. Eur Respir J, 2013, 42（2）：444-453.

[9] Kozu R, Jenkins S, Senjyu H. Effect of disability level on response to pulmonary rehabilitation in patients with idiopathic pulmonary fibrosis. Respirology, 2011, 16（8）：1196-1202.

[10] Ryerson CJ, Cayou C, Topp F, et al. Pulmonary rehabilitation improves longterm outcomes in interstitial lung disease：a prospective cohort study. Respir Med, 2014, 108（1）：203-210.

[11] Holland AE, Hill CJ, Glaspole I, et al. Predictors of benefit following pulmonary rehabilitation for interstitial lung disease. Respir Med, 2012, 106（3）：429-435.

[12] Rochester CL, Fairburn C, Crouch RH. Pulmonary rehabilitation for respiratory disorders other than chronic obstructive pulmonary disease. Clin Chest Med, 2014, 35（2）：369-389.

[13] Kenn K, Gloeckl R, Behr J. Pulmonary rehabilitation in patients with idiopathic pulmonary fibrosis-a review. Respiration, 2013, 86（2）：89-99.

[14] Johnson-Warrington V, Williams J, Bankart J, et al. Pulmonary rehabilitation and interstitial lung disease：aiding the referral decision. J Cardiopulm Rehabil Prev, 2013, 33（3）：189-195.

[15] 代华平. 弥漫性实质性肺疾病的概论及诊断程序//王辰主编. 临床呼吸病学. 北京：科学技术文献出版社，2009：124-137.

肺癌的疼痛治疗

第 *10* 章

曹立明　胡成平
中南大学湘雅医院

癌痛或癌症相关性痛是癌症患者所经历的疼痛。不同于其他非恶性肿瘤相关性疼痛，癌痛是癌症患者最常见和最难以忍受的症状之一，如果疼痛得不到缓解，将大大影响患者的整体生活质量、情绪及活动。有时患者感觉癌痛比死亡更令人恐惧，所谓"生不如死"。统计资料显示，在新诊断的恶性肿瘤患者中约有 1/4 主要症状有疼痛，正在接受治疗的患者约 1/3 有不同程度的疼痛，晚期肿瘤患者疼痛发生率甚至超过 3/4。所以，癌痛的治疗近年来得到了广泛的重视，世界卫生组织已把癌痛的控制作为肿瘤防治的重点之一。

一、癌痛的原因

一般而言，75%的晚期肿瘤患者会发生与肿瘤浸润有关的疼痛，有 20%的患者会发生与治疗相关的疼痛，只有小部分患者的疼痛与癌症或其治疗无关。

（一）肺癌局部扩展导致的疼痛

原发肺癌贴近胸膜或胸膜转移会引起胸痛，表现为胸部隐痛、钝痛，运动、呼吸、咳嗽时疼痛会加重。

（二）肺癌转移导致的疼痛

肺癌最常转移器官是脑、肝、骨及肾上腺。脑转移常有颅内压增高症状，如头痛、呕吐等，肝、肾上腺转移可出现转移部位局部胀痛、隐痛。骨转移可表现为局部疼痛及压痛，常见骨转移部位包括肋骨、脊椎骨、骨盆及四肢长骨。

（三）肺癌神经内分泌异常所致疼痛

肿瘤诱导物质（如白介素、激肽）造成的炎症反应导致的非肿瘤转移性神经肌肉病变，可出现疼痛和感觉异常。如肥大性肺性骨关节病变，受累关节可肿胀、疼痛，显著影响患者的生活和休息。肺癌患者出现这种疼痛的发生率约为 15%，甚至可发生于肺癌确诊前的数月。

（四）肺癌治疗相关疼痛

手术后疼痛症候群，如开胸术后、手术瘢痕、神经损伤等所致的疼痛和不适；化疗后疼痛，如多发性神经病变、栓塞性静脉炎、黏膜炎等；放疗后疼痛，如局部损伤、神经纤维化、髓质病变、骨骼坏死、黏膜炎等；其他如便秘所致肠痉挛、肠梗阻所致腹痛、压疮、肌肉痉挛等。

（五）非生理性疼痛

与患者心理相关，如精神性疼痛、心理创伤等。

二、癌痛的全面评估

为了确保恰当的治疗，癌痛的全面评估至关重要。癌痛评估是合理、有效进行止痛治疗的前提。如果不能进行充分评估，往往会导致疼痛控制不佳。癌症疼痛评估应当遵循"常规、量化、全面、动态"的原则。

（一）常规评估原则

癌痛常规评估是指医护人员主动询问癌症患者有无疼痛，常规评估疼痛病情，并进行相应的病历记录，应当在患者入院后 8 h 内完成。对于有疼痛症状的癌症患者，应当将疼痛评估列入护理常规监测和记录内容。

（二）量化评估原则

因为疼痛是主观体验，所以患者的主诉是疼痛强度评估的标准，根据患者疼痛强度进行量化。目前，癌痛强度评分主要有以下两种方法——数字评分法及疼痛面容评分法（表 10-1，10-2）。数字评分法又分为数字评分量表和分类量表。

表 10-1　癌痛数字评分法

数字评分量表
- 口述："从 0 分（无痛）到 10 分（痛到极点）哪个数字能够描述你过去 24 小时里的最痛？"
- 书面："圈定可以表述你有多痛的数字。"

0　1　2　3　4　5　6　7　8　9　10

无痛　　　　　　　　　　　　　　　痛到极点

分类量表
"24 h 里最严重的疼痛是什么？"
无痛（0），轻度疼痛（1~3），中度疼痛（4~6），重度疼痛（7~10）
使用说明：0 分为无痛；1~3 分为轻度，疼痛可耐受，不影响睡眠，可正常生活；4~6 分为中度，疼痛明显，不能耐受，睡眠受干扰，要求服用止痛剂；7~10 分为重度，不能耐受，睡眠严重受干扰，需用止痛药物，可伴有自主神经功能紊乱或被动体位

表 10-2　癌痛面容评分法

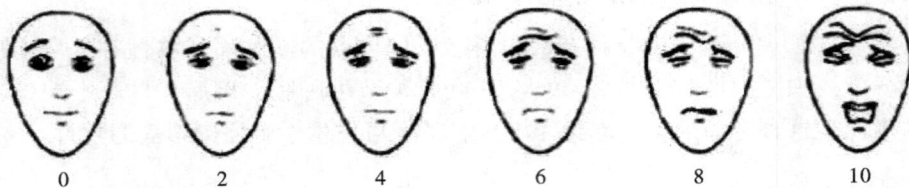

0　　　2　　　4　　　6　　　8　　　10

使用说明：这些面容显示了疼痛的程度最左面的面容表示没有任何疼痛。然后从左到右的面容依次表示疼痛越来越严重直至最右侧的面容（表示痛到极点），选择一个面容代表你的疼痛程度（即时指出）

（三） 全面评估原则

癌痛全面评估是指对癌症患者疼痛病情及相关病情进行全面评估，包括疼痛病因及类型（躯体性、内脏性或神经病理性），疼痛发作情况（疼痛性质、加重或减轻的因素），止痛治疗情况，重要器官功能情况，心理精神情况，家庭及社会支持情况，以及既往史（如精神病史，药物滥用史）等。

（四） 动态评估原则

癌痛动态评估是指持续、动态评估癌痛患者的疼痛症状变化情况，包括评估疼痛程度、性质变化情况，暴发性疼痛发作情况，疼痛减轻及加重因素，以及止痛治疗的不良反应等。动态评估对于药物止痛治疗剂量滴定尤为重要。在止痛治疗期间，应当记录用药种类及剂量滴定、疼痛程度及病情变化。

此外，还应进行体检、相应的实验室和影像学检查，有助于医护人员明确疼痛原因及指导疼痛治疗。

三、癌痛的治疗

不同肺癌患者的癌痛程度可轻重不同，性质不同、部位不同、发作的时间不同，患者的耐受性也会不同、甚至心理状态都可不同，这就要求对肺癌患者的癌痛的治疗应采取多元化和综合治疗原则，根据患者个体病情和身体状况，有效应用止痛治疗手段，持续、有效地消除疼痛，预防和控制药物的不良反应，降低疼痛及治疗带来的心理负担，以期最大程度地提高患者生活质量。

（一） 病因治疗

即针对原发肿瘤进行治疗，包括手术、化疗、放疗及分子靶向药物等综合治疗，通过治疗，使原发病灶、转移灶缩小或消失，达到解除或减轻癌痛的效果。

（二） 药物止痛治疗

癌痛药物止痛治疗目前是按照世界卫生组织（WHO）癌痛三阶梯止痛治疗指南要求实施的。WHO 三阶梯癌痛治疗方案是为全世界广泛接受的癌痛治疗方法，就是在对疼痛的性质和原因作出正确的评估后，根据患者疼痛程度适当选择相应的止痛剂。

1. 药物止痛治疗的基本原则　在运用止痛药物过程中必须遵循以下 5 项基本原则。

（1）口服给药：尽可能口服给药。口服给药无创伤、无痛、方便、经济。阿片类止痛药物有多种剂型，若患者不能口服，也可选用直肠、经皮的无创性给药，如芬太尼透皮贴或肠道外给药，如皮下连续注入（SCI）、镇痛泵静脉连续注入强阿片类药，主要用于癌症终末期控制疼痛。口服强阿片类药达不到吸毒者的需求和吸毒的效果，所以实际上极少产生精神依赖性（成瘾性）或身体依赖性（<1%），只有镇痛效果，无精神上的享受。

（2）按阶梯用药：按阶梯用药是指止痛药物的选用应根据患者疼痛程度由轻到重，按顺序选择不同强度的止痛药物，即由弱到强、由一阶梯过渡到三阶梯。三个阶梯药物分别是：一阶梯止痛药物即非阿片类药物，主要选用非甾体类抗炎药物如阿司匹林、消炎痛等；二阶梯止痛药物即弱阿片类药物如可待因、曲马多等；三阶梯止痛药物即强阿片类药物如吗啡、芬太尼、哌替啶等，长效止痛药如吗啡控释片、芬太尼透皮贴剂等。辅助用药包括：皮质类固醇药物，抗惊厥药物，抗抑郁药等。WHO 提倡癌痛的三阶梯止痛药物治疗原则是：轻度疼痛：非甾体类抗炎药物 +/-辅助用药；中度疼痛：弱阿片类药物 + 非甾体类抗炎药物+/-辅助药物；重度疼痛：强阿片类药物 + 非甾体类抗炎药物+/-辅助药物。

对于轻度至中度疼痛，一般先选用非甾体类抗炎药，如果达不到止痛效果或疼痛增加，再选用非甾体类抗炎药加上弱阿片类药物，如果疼痛仍然不能控制或加剧，则选用强阿片类药物替代弱阿片类药物，同时可加用非甾体类抗炎药。这样既能增加止痛效果，又能减少阿片类药物的用量。重度疼痛患者可以直接从强阿片类药物开始，使疼痛快速减轻，症状缓解。另外，对一些患有神经疼痛或精神心理症状的，可以适当加用辅助药物以增加疗效。

（3）按时用药：应有规律地按时给药，而不是按需给药。按照药物的半衰期及作用时间定时给药，目的是使疼痛得到持续缓解，而不是在患者疼痛时再止痛。如非甾体类抗炎药可 6~12 h 给药一次，控释吗啡类药物 12 h 给药一次，反对单一按需给药的临时医嘱。

（4）个体化给药：首先根据疼痛的轻、中、重度分别用一、二、三阶梯药物。一、二阶梯药物应按规定剂量给予，因为增加剂量并不能增加镇痛疗效，反而增加不良反应。但对于三阶梯强阿片类药物，患者个体之间的敏感性差异很大，用药剂量不受推荐剂量标准的限制，凡能使疼痛得到缓解的剂量就是正确的剂量，即阿片类药物无封顶效应。另外，长期使用阿片类药物多会形成耐受性，每个人耐受性形成的速度不一，剂量也会不断提高，应以能有效镇痛为标准来调整，而不受药典规范介绍的"极量"的限制。

（5）注意具体细节：对使用止痛药的患者要加强监护，密切观察其疼痛缓解程度和机体反应情况，注意药物联合应用的相互作用，并及时采取必要措施尽可能减少药物的不良反应，以期提高患者的生活质量。

2. 药物选择与使用方法 应当根据癌症患者疼痛的程度、性质、正在接受的治疗、伴随疾病等情况，合理选择止痛药物和辅助药物，个体化调整用药剂量、给药频率，防治不良反应，以期获得最佳止痛效果，减少不良反应发生。

（1）非甾体类抗炎药：是癌痛治疗的基本药物，具有止痛和抗炎作用，常用于缓解轻度疼痛，或与阿片类药物联合用于缓解中、重度疼痛。目前常用于癌痛治疗的非甾体类抗炎药包括：布洛芬、双氯芬酸、对乙酰氨基酚、吲哚美辛、塞来昔布等。

非甾体抗炎药有许多潜在的不良反应：消化道溃疡及出血、血小板功能障碍、肝肾功能损害、过敏反应等。COX-2 非甾体抗炎药（帕瑞昔布、塞来昔布等）虽对消化道的不良反应小，但可能引起严重的心血管不良事件。因此，如果需要长期使用非甾体类抗炎药，或日用剂量已达到限制性用量时，应考虑更换为阿片类止痛药；如为联合用药，则只增加阿片类止痛药用药剂量。

（2）阿片类药物：是中、重度疼痛治疗的首选药物。目前，临床上常用于癌痛治疗的短效阿片类药物主要为吗啡即释片，长效阿片类药物有吗啡控释片、羟考酮缓释片等，阿片类新剂型包括芬太尼透皮贴剂、吗啡直肠栓剂、羟考酮直肠栓剂、芬太尼黏膜含剂等。长期用阿片类止痛药时，首选口服给药途径，有明确指征时可选用透皮吸收途径给药，也可临时皮下注射用药。

阿片类止痛药的疗效及安全性存在较大个体差异，需要逐渐调整剂量，以获得最佳用药剂量，这个过程称为剂量滴定。吗啡剂量滴定的原则：剂量从小到大，个体化选择初始剂量；缓释吗啡规律使用，即释吗啡处理突发痛；每 24 小时调整剂量一次；尽可能提高单次剂量，而不是增加给药次数。

对于初次使用阿片类药物止痛的患者，可使用即释吗啡滴定方法即先用即释吗啡滴定，再用控释吗啡维持：优点为能较快控制住疼痛，缺点是不良反应稍多；也可直接用控释吗啡进行滴定：优点为不良反应稍少，控制血药浓度波峰、波谷的出现，降低成瘾性，缺点是疼痛控制较慢。

使用吗啡即释片进行滴定：根据疼痛程度，拟定初始固定剂量 5~15 mg，每 4 小时；用药后疼痛不缓解或缓解不满意，应于 1 h 后根据疼痛程度给予滴定剂量（表 10-3），注意观察疼痛程度及不良反应。第 2 天药物剂量：次日总固定量=前 24 小时总固定量+前日总滴定量。第 2 天治疗时，将计算所得次日总固定量分每 4 小时口服，次日滴定量为前 24 小时总固定量的 10%~20%。逐日调整剂量，直到疼痛评分稳定在 0~3 分。

对于未使用过阿片类药物的中、重度癌痛患者，推荐初始用药选择即释制剂，个体化滴定用药剂量，当用药剂量调整到理想止痛及安全的剂量水平时，可考虑换用等效剂量的长效阿片类止痛药。

对于已使用阿片类药物治疗疼痛的患者，根据患者疼痛强度，按照表 10-3 要求进行滴定。对疼痛病情相对稳定的患者，可考虑使用阿片类药物控释剂作为背景给药。在此基础上备用短效阿片类药物，用于治疗暴发性疼痛。

表 10-3　剂量滴定增加幅度参考标准

疼痛强度量表评分（分）	剂量滴定增加幅度（%）
7~10	50~100
4~6	25~50
2~3	≤25

每种阿片类药物都有不良反应，如某种不良反应明显，可改换为等效剂量的其他阿片类药物来取得镇痛效果和不良反应之间的平衡。阿片类药物之间的剂量换算，可参照换算系数表（表 10-4）。换用另一种阿片类药时，仍然需要仔细观察病情，并个体化滴定用药剂量。芬太尼透皮贴不作为快速滴定类阿片药，仅仅被推荐在其他阿片类药物控制疼痛后使用，所以芬太尼透皮贴不能用于初始治疗的患者。异丙嗪（度冷丁）和丙氧吩是慢性疼痛的禁忌用药，尤其对于肾功能不全或脱水的患者，因为其在肾脏清除代谢过程中蓄积可能导致神经毒性或心律不齐。

表 10-4　阿片类药物剂量换算表

药物	非胃肠给药（mg）	口服（mg）	等效剂量
吗啡	10	30	非胃肠道：口服=1:3
可待因	130	200	非胃肠道：口服=1:1.2
			吗啡（口服）：可待因（口服）=1:5
羟考酮	10		吗啡（口服）：羟考酮（口服）=（1.5~2）:1
芬太尼透皮贴剂	25 μg/h（透皮吸收）		芬太尼透皮贴剂（μg/h），每 72 小时剂量=1/2 ×口服吗啡（mg/d）剂量

阿片类药的不良反应主要包括：便秘、恶心、呕吐、瘙痒、尿潴留、谵妄、认知障碍、头晕、嗜睡、呼吸抑制等。恶心、呕吐、嗜睡、头晕等不良反应大多出现在用药的最初几天，可考虑给予甲氧氯普胺等止呕药治疗。便秘症状通常会持续发生于阿片类药物止痛治疗的全过程。多数患者需要使用缓泻剂防治便秘。如出现过度镇静、精神异常等不良反应，需密切观察，并减少阿片类药物用药剂量。

（3）辅助用药：癌痛止痛药物治疗辅助用药的目的和药物有 2 类：①增强阿片药物的镇痛效果，解除因疼痛带来的焦虑、抑郁和烦躁等精神症状，包括安定类药物如地西泮、三唑仑，抗抑郁药物如阿米替林，抗痉挛药物如加巴喷丁、卡马西平、苯妥英钠等，这些药物有轻度镇痛作用，主要用其调节患者精神状态，改善睡眠和提高生活质量的作用；②针对性预防或减轻各种镇痛药物的不良反应，包括胃黏膜保护剂、胃肠动力药物和通便缓泻药等，可避免过早出现镇痛药不良反应，如恶心、呕吐、便秘等。

（三）介入止痛治疗

一些患者尽管接受了药物止痛治疗，但疼痛仍未得到充分控制，或由于不良反应而无法耐受阿片类药物滴定方案，对这部分患者，必要时可行介入止痛治疗，如硬膜外、椎管内、神经丛阻滞等途径给药，通过单神经阻滞而有效控制癌痛，减轻阿片类药物的胃肠道反应，降低阿片类药物的使用剂量。除此之外，介入治疗还包括神经松解术、经皮椎体成形术、神经损毁性手术、神经刺激疗法、射频消融术等干预性治疗措施。

（四）肺癌晚期患者常见癌痛治疗

1. 肺癌骨转移骨痛治疗　肺癌骨转移包括直接侵犯（如肋骨、椎体）和血运转移，肺癌患者中有 32.5% 发生骨转移，其中 65%~75% 会出现骨痛。所以骨痛治疗非常重要，治疗方法：①对于轻中度骨痛的患者，可常规先给予非甾体类抗炎药。②弥散性骨痛（全身多部位骨转移），对治疗敏感的肿瘤患者考虑双磷酸盐结合化疗。双磷酸盐能抑制破骨细胞活性，诱导破骨细胞凋亡，抑制骨吸收，减轻骨疼痛，疗效可靠，可作为骨转移综合治疗的基础用药，一旦确诊肿瘤骨转移，即建议开始用双磷酸盐治疗，每 3~4 周 1 次。对某些患者可考虑糖皮质激素和/或全身给予放射性同位素治疗，如放射性核素[89]Sr 治疗，约 75% 患者治疗后疼痛减轻或消失，但持续时间仅几个月。③局部骨痛（肋骨痛等），可采用局部姑息性放疗或者神经阻滞治疗控制疼痛，降低发生病理性骨折危险。④对于难治性疼痛，考虑咨询疼痛专家或者使用介入策略。

2. 与炎症有关的癌痛或神经性压迫性疼痛　药物治疗建议用非甾体类抗炎药或糖皮质激素。椎体转移患者中有 20% 出现脊髓压迫，脊髓压迫的早期症状主要表现为背痛。出现脊髓压迫应及时给予糖皮质激素治疗，同时给予外固定减轻压迫症状。放疗是治疗脊髓压迫的主要手段，缓解率可达 40%~60%。

3. 神经病理性疼痛　神经病理性疼痛对阿片类的反应程度要低于由其他原因造成的疼痛。可试用抗抑郁药、抗惊厥药、肌肉松弛药以及糖皮质激素药物，也可加用局部用药（局部麻醉，包括利多卡因贴剂等）。

4. 肠梗阻所致疼痛　晚期肺癌患者因长期卧床、化疗药物、止呕药物、镇痛药物多种因素导致肠蠕动减慢，易致肠梗阻发生。出现肠梗阻的患者首先应禁食、胃肠减压，肠管内注入润滑油，禁用任何泻药和胃肠动力药，必要时加用糖皮质激素以及奥曲肽治疗。

5. 脑转移所致疼痛　头痛是脑转移最常见的症状，主要由颅内压力增高引起。头痛常为持续性胀痛伴呕吐，所以，一旦出现颅内压增高应尽快使用脱水剂（如甘露醇、甘油果糖）和糖皮质激素降颅内压。对于多发脑转移患者，建议全颅放疗的姑息治疗，对于确认为单发脑转移，可用立体定向放疗（γ 刀或 X 刀），放疗前后都应给予脱水和减轻脑水肿治疗。单发脑转移还可考虑手术治疗。其他还可考虑脑脊液分流术、脑室引流术，以提高生活质量，延长生存期。

四、肺癌患者及家属宣教

癌痛治疗过程中，患者及家属的理解和配合至关重要，应当有针对性地开展止痛知识宣传教育。止痛治疗是肿瘤综合治疗的重要部分，忍痛对患者有害无益；多数癌痛可通过药物治疗有效控制，患者应当在医师指导下进行止痛治疗，规律服药，不宜自行调整止痛药剂量和止痛方案；吗啡及其同类药物是癌痛治疗的常用药物，在癌痛治疗时应用吗啡类药物引起成瘾的现象极为罕见；止痛治疗时要密切观察疗效和药物的不良反应，随时与医务人员沟通，调整治疗目标及治疗措施；应当定期复诊或随访。

在大多数肺癌晚期患者中，癌痛可以通过合适和安全的方法得到有效控制。希望控制癌痛能达到理想状态：睡眠不受疼痛影响、白天安静时无疼痛、站立活动时无疼痛。

参考文献

[1] Cohen MZ, Easley MK, Ellis C, et al. Cancer pain management and the JCAHO's pain standards: an institutional challenge. J Pain Symptom Manage, 2003, 25 (6): 519-527.

[2] Goudas LC, Bloch R, Gialeli-Goudas M, etal. The epidemiology of cancer pain. Cancer Invest, 2005, 23: 182-190.

[3] Sevendsen KB, Andersen S, Arnason S, et al. Breakthrough pain in malignant and non-malignant diseases: a review of prevalence, characteristics and mechanisms. Eur J Pain, 2005, 9: 195-206.

[4] 汤钊猷主编. 现代肿瘤学. 第 3 版. 上海: 复旦大学出版社, 2012: 553-656, 697-699.

[5] Mercadante SL, Berchovich M, Casuccio A, etal. A prospective randomized study of corticosteroids as adjuvant drugs to opioids in advanced cancer patients. Am J Hosp Palliat Care, 2007, 24: 13-19.

原发性纤毛运动障碍

田欣伦

中国医学科学院　北京协和医学院　北京协和医院

第 *11* 章

原发性纤毛运动障碍（primary ciliary dyskinesia，PCD）也被称为不动纤毛综合征，是一种常染色体隐性遗传病，疾病 OMIM 编号为 244400。对 PCD 的最初认识是 1933 年 Kartagener 发现了慢性鼻窦炎、支气管扩张和内脏转位三联征，被称为 Kartagener 综合征。1976 年 Afzelius 报道这些患者具有纤毛不动的特点，且在超微结构中发现了纤毛结构异常。此后的研究进一步发现这些患者的纤毛不一定完全不动，也可以表现为僵硬、运动不协调或是摆动出现障碍。因此改称"纤毛运动障碍"。"原发性"被引入命名是为了排除由于感染或炎症导致的继发或获得性纤毛运动障碍，仅指遗传性纤毛运动障碍。

一、病因学和发病率

据报道，PCD 的发病率为 1：（10 000~30 000），但由于 PCD 的漏诊率较高，故实际发病率应大于上述数字。男、女性的发病率相同。纤毛或精子鞭毛上的任何多肽，以及其他出现于纤毛膜和基质或影响纤毛正确排列的蛋白质异常都可以引起 PCD。不同患者的基因缺陷或缺失有不同的组成，其临床表现可由于病变的部位决定。同一家族中的患者可能基因突变并不相同，但是临床表现类似。

多数（85%）突变为功能性缺失（无义突变、移码突变或片段缺失），大约 15% 的突变为错义突变。一些基因对许多患者为常见基因，但是更多的基因仅见于一个家庭或患者。由于高通量测序的发展，近期发现了更多新的突变基因。基于超过 200 例患有 PCD 家庭的基因检测发现，大约 65% 的患者带有已发表的 21 个基因中的突变。新近发现的突变谱使得 80% 的 PCD 患者可以通过高通量测序的方法得到正确的诊断。

二、遗传学及致病机制

基因突变导致纤毛超微结构异常，纤毛运动能力下降，纤毛不规则摆动甚至不动，导致黏液分泌排除障碍，出现副鼻窦、中耳以及肺部反复感染。纤毛在胚胎发育期的定向运动变成随机运动，导致部分患者的内脏转位过程变得随机，不能发生正常的转位。

（一）遗传特点

PCD 符合孟德尔遗传规律，为常染色体隐性遗传病。1999 至 2010 年，利用纯合子地图和候选基因筛查，发现了 PCD 的 11 种基因型。2011 年开始，通过对外显子组测序，又发现了 10 个新的基因。绝大多数（85%）基因突变为功能缺失变异（无义突变、移码突变或突变体缺陷），少数为保守的错义突变（约 15%）。一些基因在多数患者中常见，但多数突变仅见于 1 例患者或家系。PCD 患者近期发现了多种新突变（被称为 PCD 基因）。一项基于超过 200 例 PCD 患者的基因突变鉴定研究发现，约 65% 的 PCD 患者存在双等位基因突变。

基因突变与纤毛超微结构有强烈的相关性。绝大多数基因编码的蛋白位于外动力臂（outerdyneinarm，ODA）、内动力臂（innerdyneinarm，IDA）或辐射丝，但是这些基因中有 6 种表达于细胞浆，并且在纤毛的预装配中起重要作用。这 6 种表达于细胞浆的基因突变导致了 ODA 和 IDA 的缺失，与纤毛不动或严重的纤毛运动障碍相关。IDA 缺失与微管组装异常相关（例如 CCDC39 和 CCDC40 突变）。此外，这些基因（例如 DNAH11、RSPH4A、RSPH9）异常而电镜检查正常的患者，其纤毛摆动频率可以正常，其摆动波形扫描也可以正常或是仅有轻度缺陷。这些患者与经典的 PCD 患者相比，在超微结构上有较轻的表型。

我们期待今后采用高通量的基因测序能发现更多新的 PCD 致病基因，使患者能得到早期诊断，并促使临床监测和治疗。

（二）基因突变谱

PCD 的基因突变较为复杂，文献 [6] 将目前已经比较清楚的突变和表型的关系列表，见表 11-1。

在一个 25 个独立家庭的研究中，5 号染色体 p 段编码了动力臂重链 5 蛋白，被称为 DNAH5。从这些家庭鉴定出了 DNAH5 的 4 个纯合和 6 个杂合突变，它们均与 PCD 的临床表型相关，且出现 ODA 超微结构异常。DNAH5 的完全缺失导致纤毛不动，而 DNAH5 的远端缺失则导致纤毛运动减弱。

还有很多基因与 PCD 相关，包括动力臂基因 DNAI1（编码外动力臂的中间链 n），和 DNAH11（与动力臂外形正常而功能异常相关）。辐射丝头端基因突变（例如 RSPH4A、RSPH9）已被鉴定与 PCD 相关，但是不出现内脏转位。DNAI1 和 DNAH5 的基因突变出现在 30%~38% 的 PCD 家系。

内脏转位是随机发生的。例如，PCD 的同卵双胞胎中，一人存在内脏转位，而另一人则无内脏转位。

三、临床表现

（一）呼吸系统症状

PCD 患者在出生后即刻或数月即可出现症状，多幼年发病。PCD 患者呼吸道纤毛结构或功能缺陷，造成呼吸道黏膜的纤毛麻痹，纤毛黏液传输功能障碍，继而慢性复发性化脓性肺部炎症和鼻窦炎。患者可以出现咳嗽、咳痰等症状。随着疾病的进展，患者还可以出现呼吸困难。

在影像学上 50%~75% 的儿童以及几乎全部的成年患者都有不同程度的支气管扩张，最常见的受累部位是右中叶、左舌叶和基底段，多数患者为双侧弥漫的支气管扩张（图 11-1）。此外，由于支气管扩张的存在可以形成黏液栓和支气管周围增厚，CT 可以出现弥漫的小叶中心性结节和树枝出芽征，类似弥漫性泛细支气管炎（diffuse panbronchiolitis，DPB）的表现。另外由于气道阻力增加，可以出现肺内充气不均而导致的气体陷闭（air-trapping）表现。少数患者由于黏液栓导致了气道梗阻，表现为肺不张（图 11-2），甚至被怀疑为肺癌。

表 11-1　引起原发性纤毛运动障碍的基因突变

人类基因	染色体定位	双等位基因突变时电镜表现	双等位基因突变的比例	MIM 编码#
DNAH5	5p15.2	ODA 缺失	占全部 PCD 患者的 15%~21%，占 ODA 缺失的 PCD 患者的 27%~38%	608644
DNAI1	9p21-p13	ODA 缺失	占全部 PCD 患者的 2%~9%，占 ODA 缺失的 PCD 患者的 4%~13%	244400
DNAI2	17q25	ODA 缺失	占全部 PCD 患者的 2%，占 ODA 缺失的 PCD 患者的 4%	612444
DNAL1	14q24.3	ODA 缺失	NA	614017
CCDC114	19q13.32	ODA 缺失	占 ODA 缺失的 PCD 患者的 6%	615038
TXNDC3 (NME8)	7p14-p13	部分 ODA 缺失	NA	610852
DNAAF1 (LRRC50)	16q24.1	ODA + IDA 缺失	占 ODA + IDA 缺失的 PCD 患者的 17%	613193
DNAAF2 (KTU)	14q21.3	ODA + IDA 缺失	占 ODA + IDA 缺失的 PCD 患者的 12%	612517, 612518
DNAAF3 (C19ORF51)	19q13.42	ODA + IDA 缺失	NA	606763
CCDC103	17q21.31	ODA + IDA 缺失	NA	614679
HEATR2	7p22.3	ODA + IDA 缺失	NA	614864
LRRC6	8q24	ODA + IDA 缺失	占 ODA + IDA 缺失的 PCD 患者的 11%	614930
CCDC39	3q26.33	IDA 缺失+纤毛轴紊乱	占 IDA 缺失+纤毛轴紊乱的 PCD 患者的 36%~65%	613798
CCDC40	17q25.3	IDA 缺失+纤毛轴紊乱	占 IDA 缺失+纤毛轴紊乱的 PCD 患者的 24%~54%	613808
RSPH4A	6q22.1	多数正常，小部分纤毛 CA 缺失	NA	612649
RSPH9	6p21.1	多数正常，小部分纤毛 CA 缺失	NA	612648
HYDIN	16q22.2	多数正常，偶尔出现纤毛 CA 缺失	NA	610812
DNAH11	7p21	正常	占全部 PCD 患者的 6%，占超微结构正常的 PCD 患者的 22%	603339
RPGR	Xp21.1	混合型	PCD 合并 X-连锁视网膜炎	300170
OFD1	Xq22	NA	PCD 合并 X-连锁智力障碍	312610
CCDC164 (C2ORF39)	2p23.3	N-DRC 连接缺失；少部分纤毛的纤毛轴紊乱	NA	312610

注：PCD：原发性纤毛运动障碍；ODA：外动力臂；NA：没有资料；IDA：内动力臂；CA：中心附属物；N-DRC：微管连接蛋白-动力蛋白调节复合物

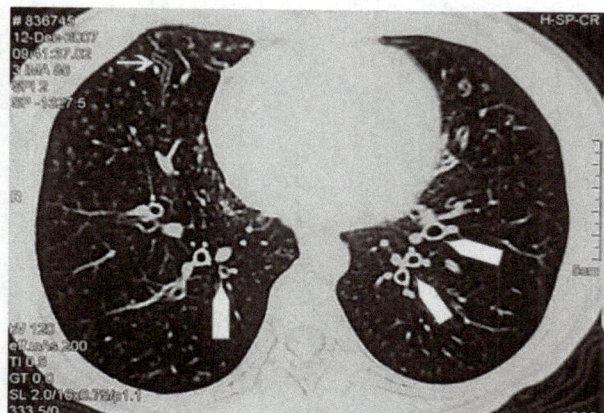

图 11-1　弥漫性支气管扩张示意图

患者女性，35 岁，咳嗽、咳痰 18 年，原发不孕史，胸部高分辨 CT 可见双侧弥漫性支气管扩张，可见双轨征（细箭头）和印戒征（粗箭头）

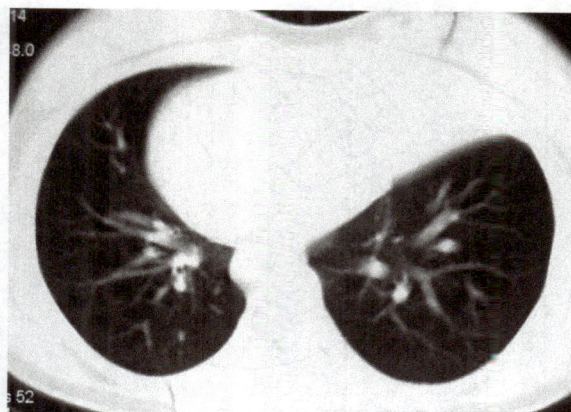

图 11-2　肺不张示意图

患者女性，15 岁，咳嗽，咳痰 9 个月，发现肺不张，中耳炎史 5 年，最终确诊为原发性纤毛运动障碍

患者的肺功能可以表现为阻塞性通气功能障碍和/或限制性通气功能障碍，但是与囊性纤维化（cystic fibrosis，CF）导致的支气管扩张相比，多数 PCD 患者的肺功能下降不太严重。儿童期的 PCD 相对轻微，但是肺功能异常可以出现在幼年时代。6~8 岁的患儿 FEV_1 的变化很大，甚至一些患者的阻塞性通气功能障碍较同龄的 CF 患者都差，队列研究的数据表明患者的通气功能下降随年龄增加而严重。然而气流阻塞并不像 CF 那样在儿童期和成年早期出现明显的快速进展。一个队列研究数据表明，经过积极治疗的 PCD 患儿肺功能保持稳定。

（二）肺外表现

人体内还有很多部分也有纤毛结构存在，包括脑室室管膜细胞、生殖道上皮细胞、精子鞭毛、耳内、肾小管、胆管、胰管上皮、骨、软骨、胚胎结纤毛等，因此 PCD 还可以表现为中耳炎、脑室扩张和生长异常等。患者的精子鞭毛如果运动异常，可以导致不育。输卵管上皮纤毛运动障碍将导致患者不孕或异位妊娠。纤毛在胚胎发育期的定向运动变成随机运动，导致部分患者的内脏转位过程变得随机，不能发生正常的转位。

四、临床诊断

疾病筛查方法包括：鼻部一氧化氮含量测定，核素检查等。鼻部一氧化氮含量在 PCD 患者中明显降低，其敏感性为 97%，特异性为 90%。但是由于囊性纤维化也会出现鼻部一氧化氮的降低，需要进行鉴别。

疾病确诊需要进行纤毛结构和功能的检查。但是即使是纤毛电镜的质量控制很好，一些患者仍然不能被这一检查确诊，因为 30% 的 PCD 患者纤毛超微结构正常，而仅有运动障碍。

纤毛是遗传学高度保守的结构，甚至与低等生物衣藻同源。正常的纤毛结构有"9+2"的结构，即 9 组外周微管和 2 根中心微管组成（见图 11-3）。活动的纤毛由微管及其附属结构组成。ODA 和 IDA 位于周围微管，具有 ATP 水解酶。轮状幅连接中央和外周微管。编码外显子结构的基因或纤毛功能组分的基因突变可以导致 PCD。

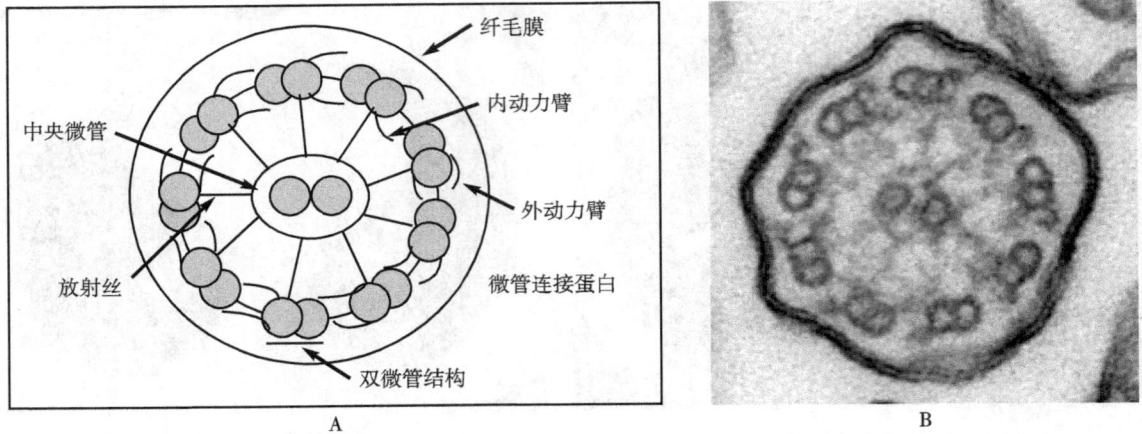

注：A，示意图；B，电镜下的正常纤毛结构（10 000 倍放大）

图 11-3　正常纤毛结构

正常纤毛的功能：纤毛的黏液清除是肺部最重要的防御机制，而纤毛的作用就是使细菌和毒素从气道中定向清除。动力臂中的 ATP 水解产生的能量推动纤毛定向滑动，从而促进黏液从远端气道向中央气道移动。参与调解纤毛摆动的信号分子包括有 cAMP、cGMP、Ca 离子以及一氧化氮。

鼻黏膜或经支气管镜支气管黏膜病理检查，在光镜下观察纤毛摆动频率、摆动模式，在电镜下观察纤毛超微结构等进行确诊。PCD 患者最常见的纤毛结构异常为部分或完全动力蛋白臂的缺失。其他异常包括：纤毛数目异常、中央微管缺失、辐轮缺陷和微管移位等（图 11-4）。PCD 患

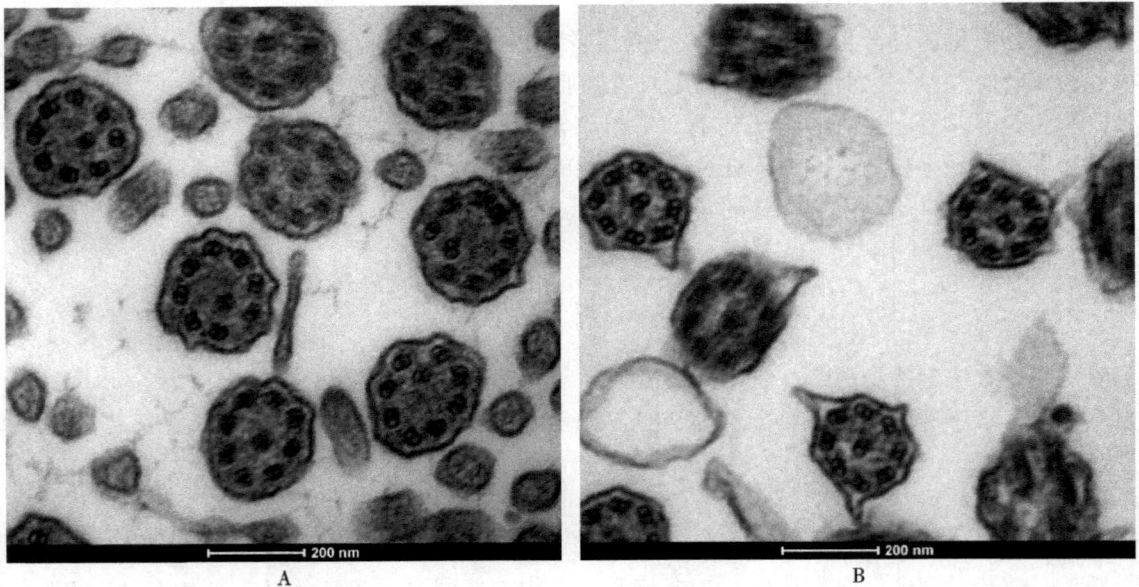

注：A，电镜下的异常纤毛结构，可见外周微管移位至中央微管，及中央微管缺失（比例尺见图）；B，异常纤毛结构，可见中央微管移位和辐射丝缺失（比例尺见图）

图 11-4　异常纤毛结构

者有时也可出现巨大纤毛、微管数目增多和纤毛囊性化等。很少见的情况是患者的超微结构完全正常，此时可以通过细胞培养观察到纤毛由定向的运动转变为无序的运动。

分子遗传检测：目前比较成熟的基因检测是 *DNAI*1 和 *DNAH5* 基因，如果双等位基因存在，则可以确立诊断。如果仅发现一条等位基因异常，则需进一步鉴定。可以采用 Sanger DNA 测序逐一检测 *DNAI*1 和 *DNAH5* 基因外显子与剪切位点突变。二代测序技术高通量的同时检测 *DNAI*1 和 *DNAH5* 突变。纤毛超微结构正常的 PCD 患者，如果存在基因突变则诊断不可推翻。

五、鉴别诊断

呼吸道慢性炎症疾病可以表现出纤毛的非特异性，潜在可逆的超微结构异常，如各种感染、囊性纤维化、慢性支气管炎等。此外长期吸烟的患者也可以引起继发性纤毛结构破坏。感染时可以出现纤毛无序运动，在抗感染治疗后可以恢复。建议在非急性感染时，至少观察 100 个纤毛超微结构才能做出 PCD 的诊断，以免出现对 PCD 过度诊断的现象。此外观察男性患者精子运动及其纤毛结构有助于本病的诊断。

如果条件许可，基因鉴定对于诊断的确立有助益，但是由于 PCD 的基因异常非常多样，这一检查的开展在国内还存在困难。

肺部影像学上，如果患者没有内脏转位，弥漫性支气管扩张可以见于除 PCD 之外的各种小气道疾病，如 DPB。由于支气管扩张是呼吸系统的常见疾病，引起弥漫性支气管扩张的病因复杂，除了少见病 DPB 外，感染后麻疹、百日咳、分枝杆菌（结核和非结核分枝杆菌）及 CF、PCD 等先天性疾病均可引起。此外，免疫缺陷，如普通变异性免疫球蛋白缺乏（CVID）、艾滋病等也可致病。免疫介导的疾病，如变态反应性支气管肺曲霉菌病（ABPA）、类风湿关节炎、干燥综合征、炎症性肠病等也是导致弥漫性支气管扩张的常见病因。反流性食管炎和误吸也可以导致弥漫性支气管扩张。因此，出现弥漫性支气管扩张的患者，需要常规进行以下检查：免疫球蛋白定量、痰培养及抗酸染色，进行抗核抗体、类风湿因子等免疫疾病的相关筛查，并根据患者的发病年龄和症状进行纤毛形态和功能检查以及 CF 基因检测、汗液氯离子测定，曲霉菌皮肤抗原和 IgE 测定，此外还可以行 α1 抗胰蛋白酶的检测等。如此方能减少支气管扩张的漏诊和误诊。

六、治疗和预后

（一）内科治疗

目前 PCD 的治疗没有针对性手段，但是由于患者得到及时而正确的诊断后可以进行专门看护和随访，患者的预后取得很大改善，因此正确的诊断还是非常重要的。

稳定期 PCD 的治疗与非囊性纤维化支气管扩张相似，包括体位引流、物理治疗、适当吸入支气管扩张剂、吸入高渗盐水和使用祛痰药，建议患者进行流感和肺炎疫苗的接种。急性发作期使用敏感有效的抗生素等。此外由于吸烟将加速患者肺功能的恶化，应建议患者戒烟。

感染时的抗生素治疗：基于 CF 和包括 PCD 在内的非 CF 支气管扩张的研究显示，全身抗生素治疗对急性加重期肺部症状的有效。因此我们建议根据患者稳定期呼吸道的病原菌培养结果选用抗生素，并在获得新的药敏结果后根据临床症状缓解的情况适当调整。

虽然对于非 CF 支气管扩张的早期研究报告，长期吸入抗生素不能改善患者的肺功能指标，但是一些研究发现吸入抗生素能降低痰液中的中性粒细胞弹性蛋白酶水平；此外，一项为期 12 个月的对照研究表明，吸入庆大霉素能减少患者的急性加重次数，降低细菌负荷，并减少肺部和系统性炎症指标水平。因此对于 PCD 患者，雾化吸入抗生素治疗被逐渐广泛应用。可以采用的药物包括：庆大霉素、氨曲南、阿米卡星、环丙沙星、妥布霉素等。

一个小样本的研究报道，吸入一种能刺激氯离子和水的分泌的药物可以改善 PCD 患者的痰液清除能力。最近一项研究表明在雾化吸入 7% 高渗盐水 3 个月后，非 CF 支气管扩张患者的肺功能和生活质量得到改善。这大概是因为高渗液体刺激了气道分泌，从而改善了气管、支气管的清除能力。

与 CF 相比，雾化吸入 DNA 酶并不能改善非 CF 支气管扩张患者的肺功能，反而使用药过程中的急性加重次数增加，FEV_1 下降，因此不建议使用。

口服大环内酯类药物利用其抗炎作用可明显减少 CF 患者的急性加重次数。在非 CF 支气管扩张的数据中也得到了类似结果。与 CF 不同的是，多数非 CF 支气管扩张患者的细菌感染并非铜绿假单胞菌，因此其机制除抗炎之外，可能还有抗微生物的作用。大环内酯类药物的长期使用有导致抗生素耐药的可能。目前的临床指南建议患者仅在没有非结核分枝杆菌感染的情况下才开始长期使用口服大环内酯类药物。

由于担心感染风险增加、引起骨质疏松和对生长发育的影响，是否给患者使用吸入糖皮质激素在学术界仍有争议。

对于听力障碍的患者可以进行构音训练和助听。

（二）外科治疗

部分患者可以考虑用外科手段干预中耳炎、副鼻窦炎和鼻息肉。息肉切除术和咽鼓管成形术的效果较好，而鼓膜造孔术的效果却并不肯定。除非病变局限，不推荐进行支气管扩张的外科切除。双肺移植可用于终末期呼吸衰竭的患者。对于合并先天性心脏病的患者可以进行外科治疗。此外对于男性不育的患者可以通过人工受精解决不育。目前还没有关于 PCD 的有效的基因治疗手段。

（三）预后

PCD 确诊可以改善 70% 以上患者的生活质量。多数患者的寿命与正常人群相差不大。

（四）随访

建议患者每次随访时都进行肺功能检查以了解肺部疾病的进展，每半年进行一次痰液病原学（包括非结核分枝杆菌）检查；虽然胸部高分辨 CT 可以非常敏感地观察支气管扩张的病变程度和范围，但由于存在放射线摄取风险，一般在 1 年以上方进行胸部高分辨 CT 来定期观察患者的病变范围。不建议采用胸部高分辨 CT 作为患者的密切随访工具，而在患者出现症状或肺功能恶化时进行评估。

如果没有禁忌，患者应该接受常规的疫苗接种，每年的流感疫苗以及 3~5 年一次的肺炎疫苗接种有助于减少患者感染的次数。

（五）遗传咨询

由于 PCD 是一种症状轻微的遗传病，多数患者的预期寿命与正常人差别不大，且其致病基因复杂，因此无需对该类患者进行常规的产前筛查。

PCD 是常染色体隐性遗传，常常没有阳性家族史。当先证者双亲之一为患者，其同胞患病风险为 50%。先证者基因突变是新发的，其同胞患病风险与群体发病率相似。先证者后代如与正常人婚配，则再发风险非常低。

　　致谢：本文电镜图片均由北京大学人民医院电镜室郑姝颖老师提供。图 11-2 由北京协和医院彭敏医生提供。

参考文献

[1] Kartagener, M. Zur pathogenese der bronkiectasien. Bronkiectasien bei situs viscerum inversus. Beitr Klin Tuberk, 1933, 82：489-501.

[2] Bush A, Chodhari R, Collins N, et al. Primary ciliary dyskinesia：current state of the art. Arch Dis Child, 2007, 92 (12)：1136-1140.

[3] Melgarejo Moreno P, Galindo Ortego X, Marqués Amat L, et al. Ciliary changes with abscence of dynein arms in Kartagener's syndrome. Acta Otorrino laringol Esp, 2004, 55 (3)：145-147.

[4] Bush A, Cole P, Hariri M, et al. Primary cilliary dyskinesia：diagnosis and standards of care. Eur Respir J, 1998, 12 (4)：982-988.

[5] Knowles MR, Daniels LA, Davis SD, et al. Primary ciliary dyskinesia. Recent advances in diagnostics, genetics, and characterization of clinical disease. Am J Respir Crit Care Med, 2013, 188 (8)：913-922.

感染中毒性休克

解立新
中国人民解放军总医院

第 *12* 章

感染中毒症（sepsis）是感染因素导致的全身炎症反应综合征，发病率高，病情进展快，进一步发展可导致感染中毒性休克（septic shock）和多器官功能障碍综合征（multiple organ dysfunction syndrome，MODS），病死率高，是当今医学领域的难题之一。美国疾病控制中心流行病学调查显示，美国每年新发严重感染中毒症患者（感染中毒症+器官功能障碍、低灌注、低血压）75 万余例，占所有死亡患者的 9%，已成为美国第三大死因。因此全球感染中毒症联盟将每年 9 月 13 日定为世界感染中毒症日。正确认识感染中毒症，对感染中毒性休克做到早期预警、早期诊断、早期处理具有重要的意义。

一、定义

依据最新颁布的拯救感染中毒症指南 2012 的描述，感染中毒症、严重感染中毒症、感染中毒性休克的定义如下。

1. 感染中毒症　指由感染（可疑或确诊）引起的全身炎症反应综合征（表 12-1）。

2. 严重感染中毒症（severe sepsis）　指感染中毒症合并由感染导致的器官功能障碍或组织低灌注 ［收缩压（SBP）<90 mmHg（1 mmHg=0.133 kPa）或平均动脉压（MAP）<70 mmHg，或 SBP 下降超过40 mmHg，或下降超过年龄校正后正常值的 2 个标准差以上］，除外其他导致低血压的原因（表12-2）。

3. 感染中毒性休克　在充分液体复苏情况下仍持续存在组织低灌注（由感染导致的低血压、乳酸增高或少尿）。

二、感染中毒性休克的危害

虽然随着人类对感染认识的深入、新的抗感染药物不断推出，针对感染中毒症和感染中毒性休克的治疗策略也不断更新，但是最新的文献报道，2003 至 2007 年美国 ICU 严重感染中毒症的病例数增加了 71%，1997 年以来感染中毒性休克发病率也在不断增加，美国一年因感染中毒性休克而死亡的病例数在 200 000 以上。解放军总医院 RICU、EICU 和 SICU 三个 ICU 的数据显示感染中毒性休克患者的病死率高达 70%左右，产生的相关费用也是持高不下。因此，在积极研发治疗感染中毒症休克有效措施的基础上，寻找早期预警、早期诊断的有效手段，尤其是寻找有价值的生物标记物一直是感染与危重症领域的研究热点。

表 12-1　感染中毒症诊断标准

明确或怀疑的感染，加以下部分指标

一般指标

　　发热（>38.3 ℃）

　　低体温（体内核心温度<36 ℃）

　　心率>90 次/min 或超过年龄校正后正常值的 2 个标准差以上

　　呼吸急促

　　意识改变

　　严重水肿或液体正平衡（24 h 内>20 ml/kg）

　　高血糖［血糖>7.7 mmol/L（140 mg/dl，无糖尿病）］

炎症指标

　　白细胞增多［白细胞计数（WBC）>12×10^9/L］

　　白细胞减少（WBC<4×10^9/L）

　　WBC 正常但未成熟细胞>10%

　　C-反应蛋白超过正常值 2 倍标准差以上

　　血浆降钙素原超过正常值 2 倍标准差以上

血流动力学指标

　　低血压［收缩压（SBP）<90 mmHg，平均血压（MAP）<70 mmHg，或 SBP 下降超过年龄校正后正常值的 2
　　倍标准差以上］

器官功能障碍指标

　　动脉低氧血症［氧合指数（PaO$_2$/FiO$_2$）<300 mmHg］

　　急性少尿（足量液体复苏，但尿量<0.5 ml/kg 超过 2 h）

　　肌酐>44.2 μmol/L（0.5 mg/dl）

　　凝血功能异常［国际标准化比值（INR）>1.5 或活化部分凝血活酶时间（APTT）>60 s］

　　肠梗阻（肠鸣音消失）

　　血小板减少［血小板计数（PLT）<100×10^9/L］

　　高胆红素血症［血浆总胆红素>70 μmol/L（>4 mg/dl）］

组织灌注指标

　　高乳酸血症（血乳酸>1 mmol/L）

　　毛细血管充盈受损或皮肤花斑

　　注：1 mmHg=0.133 kPa

表 12-2　严重感染中毒症诊断标准

感染中毒症继发组织低灌注脏器功能不全（符合下列任一条件）

感染中毒症导致的低血压

乳酸超过正常值上限

在充分的液体复苏前提下，尿量<0.5 ml/（kg·h）超过 2 h

急性肺损伤

　　肺炎不是感染源：氧合指数（PaO$_2$/FiO$_2$）<250 mmHg

　　肺炎是感染源：PaO$_2$/FiO$_2$<200 mmHg

肌酐>176.8 mmol/L（2.0 mg/dl）

总胆红素>34.2 μmol/L（2 mg/dl）

血小板计数（PLT）<100×10^9/L

凝血异常［国际标准化比值（INR）>1.5］

三、生物标记物在感染中毒症诊断和预后评价及治疗方面的价值

人类应用生物标记物鉴别感染已经有 1 个多世纪的历史，迄今已发现了 200 余种生物标记物，某些生物标记物确实在临床工作中鉴别感染、判断疾病严重程度和预后等方面起到了积极的作用。在过去的研究历程中，降钙素原（procalcitonin，PCT）是研究最多、最为系统的，也是目前认为最有临床价值的生物标记物。结合国内外研究和我们的研究来看，PCT 在鉴别细菌与病毒感染、鉴别自身免疫疾病或免疫抑制疾病患者继发细菌感染、对疾病严重程度和预后的判断和抗菌药物合理应用等方面具有一定的价值，尤其是针对感染中毒性休克患者何时停用抗菌药物具有很好的指导意义。研究结果表明肺炎患者如果 PCT 连续 3 d 以上 $<0.25\ \mu g/L$ 或者降低 80%～90% 可以考虑作为停用抗菌药物的指征。至于其他临床常用的生物标记物，C 反应蛋白在鉴别感染与非感染方面敏感性较高，但是特异性不强。白介素 6 和 IL-10 在鉴别呼吸机相关肺炎（ventilator associated pneumonia，VAP）、疾病预后评价等方面具有一定的价值。但是正如拯救感染中毒症指南 2012 中所讲，不推荐应用生物标记物进行鉴别感染与非感染，说明现有的研究并没有发现对临床具有明确价值的生物标记物。其原因在于感染的致病病原体众多、患者的个体差异性又大，临床众多因素导致了筛选具有可靠临床价值的生物标记物的困难性和复杂性，因此需要应用新的手段寻找新的生物标记物为临床服务。

近些年来，随着高通量测序、基因组学、蛋白组学、代谢组学技术的迅猛发展，使得人们有可能对感染患者海量的影响因素和可能具有潜在价值的生物标记物进行筛选，以期发现对感染中毒性休克患者早期诊断、严重程度和预后评价等方面具有临床价值的新的靶标。我们采用最新的生物信息学技术，通过多年的研究，发现血可溶性髓系细胞表达触发受体-1（sTREM-1）、可溶性清道夫受体 CD163（sCD163）、miR-15a、miR-16、miR-574-5p、miR-193b、miR-483-5p、Vitamin D-binding protein 等具有临床价值的新的生物标记物，初步的试验和临床工作证明与现有的临床常用生物标记物（如 PCT、C 反应蛋白、白细胞等）比较，sTREM-1 在鉴别感染与非感染和对疾病严重程度评估，miR-574-5p 在预警死亡预后和 sCD163 在疾病动态评价方面具有明显优势，我们还发现尿 sTREM-1 早期预警（提前 48 h）感染中毒症继发急性肺损伤（acute lung injury，ALI）中优势明显。

四、感染中毒性休克治疗

结合拯救感染中毒症指南 2012 和最新的临床研究证据，感染中毒性休克治疗建议如下：

1. 液体复苏　对感染中毒症导致的组织低灌注患者（即经过初始快速补液后持续低血压或者血乳酸浓度 $>4\ mmol/L$）推荐进行程序化、定量的复苏，一旦确定存在组织低灌注应立即进行，不应延迟到患者入住 ICU 以后。应遵从早期指导性治疗（early goal-directed therapy，EGDT）策略，即在早期复苏的最初 6 h 内。对感染中毒症导致的低灌注的复苏目标包括以下所有内容，作为治疗方案的一部分：①中心静脉压（CVP）：8～12 mmHg；②平均动脉压（MAP）≥65 mmHg；③尿量 $>0.5\ ml/(kg \cdot h)$；④中心静脉血氧饱和度（$ScvO_2$）≥0.70 或混合静脉血氧饱和度（SvO_2）≥0.65；建议对以乳酸水平升高作为组织低灌注指标的患者，以乳酸水平降至正常作为复苏目标。但是近期刚刚在新英格兰医学杂志发表的 PRoCESS 研究却得出了令人沮丧的结果，研究发现 EGDT 并不能降低患者的病死率。进一步分析发现，对严重低血容量（$ScvO_2 < 50\%$）的感染中毒

症患者进行积极的液体复苏可能会给患者带来益处，但是如何真正有效改善组织氧合仍然是临床热点话题，参照指南和最新研究结果，依据患者的疾病特点进行个体化治疗明显解决之道。

2. 抗微生物治疗　推荐在感染中毒性休克确诊 1 h 内静脉使用有效的抗微生物治疗。初始经验性抗感染治疗应包括可以覆盖所有可能的致病微生物（细菌和/或真菌或病毒）的一种或多种药物，并保证充分的组织渗透浓度。经验性治疗应根据患者现有疾病和当地病原菌分布特点，尽可能针对最有可能的病原菌使用抗菌药物。应结合病情变化和微生物检测结果进行每日评估以确定抗微生物制剂是否需要降级，以防止出现细菌耐药、减少药物毒性并降低费用。对有呼吸衰竭和休克的严重感染患者，建议应用广谱 β-内酰胺类联合氨基糖苷类或氟喹诺酮类药物治疗铜绿假单胞菌，同样建议应用 β-内酰胺类联合大环内酯类药物治疗肺炎链球菌感染的感染中毒性休克患者。但在中国，应密切关注大环内酯类耐药情况，建议替换为喹诺酮类药物（如莫西沙星、左氧氟沙星等）。依临床情况，建议抗微生物治疗疗程一般为 7~10 d；对临床治疗反应慢、感染病灶未完全清除、金黄色葡萄球菌菌血症及一些真菌和病毒感染，或包括粒细胞减少在内的免疫缺陷患者，可适当延长治疗疗程。对病毒源性的感染中毒性休克患者尽早开始抗病毒治疗。

3. 感染源控制　需要紧急控制感染灶时（如坏死性筋膜炎、腹膜炎、胆管炎、肠梗死），明确诊断，并尽量在确诊 12 h 内采取措施控制感染源；当确定感染性胰周坏死为潜在的感染源时，建议最好等坏死与正常组织间出现明显界限再采取干预措施。应采取对生理损伤最小的有效干预措施（如经皮穿刺引流脓肿而非手术引流）处理感染灶。如果考虑是导管相关感染导致的感染中毒性休克，应在建立其他血管通路后立即拔除导管。

4. 感染预防　建议采用选择性口腔净化（SOD）和选择性消化道净化（SDD）方法以降低 VAP 的发生率；如果感染控制措施有效，就可以在该医疗机构和区域实施。建议使用口服葡萄糖酸氯己定（CHG）进行口咽部净化，以减少 ICU 危重病感染中毒症患者发生 VAP 的风险。近期的一项研究证明早期联合使用莫匹罗星软膏和洗必泰去定植效果最佳，可以显著减少耐甲氧西林金黄色葡萄球菌（methicillin-resistantStaphylococcusaureus，MRSA）感染，减少约 44% 的血流感染。

5. 严重感染中毒症的液体治疗　推荐晶体液用于严重感染中毒症及感染中毒性休克的初始复苏治疗，不建议常规应用胶体进行液体复苏，但是究竟晶体与胶体哪个更佳目前仍然没有明确答案。当感染中毒性休克患者液体复苏需要大量晶体液时，建议联合应用白蛋白。感染中毒症低灌注患者若怀疑存在低血容量时，推荐初始应用最低 30 ml/kg 的晶体液（部分可为等效白蛋白）冲击治疗，部分患者可能需要更快速度和更大量的补液，但应结合患者具体情况进行个体化液体复苏治疗。如血液动力学动态参数（如脉压变化、每搏量变异度）或静态参数（如动脉血压、脉率）提示补液有效，推荐继续进行液体复苏治疗。

6. 血管活性药物　建议初始应用血管活性药使 MAP 达 65 mmHg，首选去甲肾上腺素，若需要额外增加药物以维持足够血压时，应用肾上腺素（去甲肾上腺素基础上加用或单独应用）；为将 MAP 提升至目标值或减少去甲肾上腺素的使用剂量，可在去甲肾上腺素基础上加用血管加压素（最大剂量 0.03 U/min）。不建议单独应用低剂量血管加压素治疗感染中毒症性低血压，剂量大于 0.04 U/min 的血管加压素仅用于抢救治疗（应用其他升压药不能维持足够 MAP）。对部分低心动过速风险和绝对/相对心动过缓患者可以考虑应用多巴胺替代去甲肾上腺素。不建议应用去氧肾上腺素治疗感染中毒性休克，除非有以下情况：去甲肾上腺素引起严重心律失常；已知心排血量较高而血压持续低下；当联合应用强心药/升压药和低剂量血管加压素无法达到目标 MAP，作为抢救治疗应用。不建议采用低剂量多巴胺进行肾脏保护治疗。在可能的情况下，建议对应用血管活性药的患者尽早放置动脉导管进行有创血压监测。

7. 强心治疗　若出现以下情况时，可考虑试验性应用多巴酚丁胺［最大剂量 20 μg/（kg·min）］

或在升压药基础上加用多巴酚丁胺：心脏充盈压增高和低心排血量提示心功能不全；尽管循环容量充足和 MAP 达标，临床上可能仍然持续存在低灌注征象，应予以注意。不推荐将心排血指数（CI）提高至超过预计的正常水平。

8. 激素   对成人感染中毒性休克患者，需要应用充分的液体复苏和血管升压药以稳定恢复血流动力学（详见初始复苏目标），如未达目标，建议静脉应用氢化可的松 200 mg/d。不建议进行促肾上腺皮质激素（ACTH）刺激试验来筛选接受氢化可的松治疗患者。当不再需要血管升压药物时建议逐渐停用氢化可的松。

9. 血液制品的使用   一旦组织低灌注得到改善并且无心肌缺血、严重低氧血症、急性出血或缺血性心脏疾病等情况，推荐在血红蛋白<70 g/L（7.0 g/dl）时输注红细胞使得成人血红蛋白浓度达到目标值 70~90 g/L（7.0~9.0 g/dl）。不建议使用促红细胞生成素作为严重感染中毒症相关性贫血的特殊治疗；如果无出血或无有创性操作计划，不建议使用新鲜冰冻血浆纠正凝血指标异常；不建议常规使用抗凝血酶药物治疗感染中毒性休克。若无明显出血风险，血小板计数（PLT）<$10×10^9$/L 时方可预防性输注血小板；如患者有明显出血风险，PLT<$20×10^9$/L 时可预防性输注血小板。有活动性出血、手术、有创性操作时建议维持 PLT>$50×10^9$/L。

10. 感染中毒性休克继发急性呼吸窘迫综合征（acute respiratory distress syndrome，ARDS）
感染中毒性休克患者继发 ARDS 时机械通气的目标潮气量为 6 ml/kg，平台压应 ≤30 cmH$_2$O（1 cmH$_2$O = 0.098 kPa），常规使用一定水平呼气末正压（PEEP），若氧合较差，可应用高水平 PEEP 的通气策略，并可以应用肺复张手法改善氧合；若氧合指数（PaO$_2$/FiO$_2$）≤100 mmHg 时，建议应用俯卧位通气治疗，近期的一项研究进一步证明早期长时间俯卧位通气在治疗重症 ARDS 方面的价值。机械通气时保持床头抬高位 30~45 ℃，以降低误吸风险和预防 VAP。至于无创正压通气（NPPV）的应用时机，应仔细评估 NPPV 对患者的获益和风险，并密切进行监护，可用于轻中度 ARDS 患者。建议常规进行自主呼吸试验，当满足下列标准时终止机械通气：可唤醒，血流动力学稳定（未使用血管加压药物），没有新的潜在的严重情况，对通气和呼气末压力的需求较低，吸入氧浓度（FiO$_2$）的需求较低，能够通过面罩或鼻导管安全输送。如果自主呼吸试验成功，应考虑拔管。若患者合并有心肺基础疾病，可以考虑有创无创序贯撤机方式，可以降低再插管率。不建议常规使用肺动脉导管进行监测，液体量应进行控制；如果没有合并支气管痉挛，不建议常规应用 β2-受体激动剂。可以对机械通气患者持续或间断使用最小剂量镇静药物；若患者没有继发 ARDS，应尽量避免使用神经肌肉阻滞剂（NMAB）；若患者继发 ARDS，当 PaO/FiO$_2$<150 mmHg，早期建议短期使用 NMBA（≤48 h）。

11. 血糖控制   对感染中毒性休克患者应采取程序化的血糖管理，当连续 2 次血糖水平>10.0 mmol/L（180 mg/dl）时，建议应用胰岛素定量治疗，目标血糖上限 ≤10.0 mmol/L（180 mg/dl）；每 1~2 小时监测血糖值，直至血糖值和胰岛素输注速度稳定后改为每 4 小时监测 1 次。末梢血血糖水平与静脉/动脉血血糖水平可能存在差异，尤其是在低血糖水平时末梢血结果会高估，建议必要时抽取静脉血进行对照。

12. 肾脏替代治疗（renal replacement therapy，RRT）   连续性肾脏替代治疗（continuous renal replacement therapy，CRRT）和间断血液透析可能效果相当，但是建议对血液动力学不稳定的感染中毒性休克患者使用 CRRT 辅助管理患者的液体平衡。

13. 深静脉血栓（deep vein thrombosis，DVT）的预防   建议对感染中毒性休克患者应用药物预防静脉血栓栓塞（venous thromboembolism，VTE），推荐每日皮下注射低分子量肝素（low molecular weight heparin，LMWH），当肌酐清除率<0.5 ml/s 时，使用达肝素等肾脏代谢率低的 LMWH 或普通肝素。建议尽量联合使用药物和间歇充气加压装置预防 DVT 形成。有肝素使用禁忌

证（如血小板减少、严重凝血障碍、活动性出血、近期颅内出血）的感染中毒症患者不采用药物预防方法，建议使用机械预防措施，如梯度加压袜或间歇加压装置；当风险降低后建议开始药物预防治疗。

14. 营养支持治疗 感染中毒性休克患者在确诊的最初48h内即应开始肠内营养（若可以耐受），在第1周内避免强制给予全热量营养，建议低剂量喂养（如每日最高2 092 kJ（500 kcal）］。若能耐受的情况下可以加量。在感染中毒性休克的最初7 d内建议使用静脉输注葡萄糖和肠内营养，不建议单独使用全胃肠外营养（TPN）或肠外营养联合肠内营养。但是近期在Lancet发表的研究认为对于肠内营养（EN）不充分的重症患者第4天应考虑添加合理的肠外营养（PN），可以降低医院感染发生率和抗生素的使用。不建议使用含特殊免疫调节添加剂的营养制剂。

15. 其他 不建议常规使用免疫球蛋白和硒。对低灌注导致的pH>7.15的乳酸血症患者，不建议使用碳酸氢钠。有出血危险因素的感染中毒性休克患者推荐使用H_2-受体阻滞剂或质子泵抑制剂预防，建议常规使用质子泵抑制剂而非H_2-受体阻断剂预防。

参考文献

［1］Dellinger RP, Levy MM, Rhodes A, et al. Surviving sepsis campaign：international guidelines for management of severe sepsis and septic shock：2012. Crit Care Med, 2013, 41（2）：580-637.

［2］Schorr CA, Zanotti S, Dellinger RP. Severe sepsis and septic shock：management and performance improvement. Virulence, 2014, 5（1）：190-199.

［3］Huet O, Chin-Dusting JP. Septic shock：desperately seeking treatment. Clin Sci（Lond）, 2014, 126（1）：31-39.

［4］King EG, Bauzá GJ, Mella JR, et al. Pathophysiologic mechanisms in septic shock. Lab Invest, 2014, 94（1）：4-12.

［5］Su L, Feng L, Song Q, et al. Diagnostic value of dynamics serum sCD163, sTREM-1, PCT, and CRP in differentiating sepsis, severity assessment, and prognostic prediction. Mediators Inflamm, 2013, 2013：969875.

［6］解立新. 感染生物标记物的临床应用价值. 中国实用内科杂志, 2014；34（2）：177-179.

［7］Su LX, Feng L, Zhang J, et al. Diagnostic value of urine sTREM-1 for sepsis and relevant acute kidney injuries：a prospective study. Crit Care, 2011, 15（5）：R250.

［8］Wang HJ, Deng J, Wang JY, et al. Serum miR-122 levels are related to coagulation disorders in sepsis patients. Clin Chem Lab Med, 2014, 52（6）：927-933.

［9］ProCESS Investigators, Yealy DM, Kellum JA, et al. A randomized trial of protocol-based care for early septic shock. N Engl J Med, 2014, 370（18）：1683-1693.

［10］Huang SS, Septimus E, Kleinman K, et al. Targeted versus universal decolonization to prevent ICU infection. N Engl J Med, 2013, 368（24）：2255-2265.

［11］Annane D, Siami S, Jaber S, et al. Effects of fluid resuscitation with colloids vs crystalloids on mortality in critically ill patients presenting with hypovolemic shock：the CRISTAL randomized trial. JAMA, 310（17）：1809-1817.

［12］Gu érin C, Reignier J, Richard JC, et al. Prone positioning in severe acute respiratory distress syndrome. N Engl J Med, 2013, 368（23）：2159-2168.

［13］Heidegger CP, Berger MM, Graf S, et al. Optimisation of energy provision with supplemental parenteral nutrition in critically ill patients：a randomised controlled clinical trial. Lancet, 2013, 381（9864）：385-393.

糖皮质激素在呼吸系统疾病中的应用

邓　燕　刘辉国
华中科技大学同济医学院附属同济医院

第 *13* 章

一、概述

糖皮质激素在呼吸系统疾病中应用非常广泛，是控制支气管哮喘的一线药物，在重度慢性阻塞性肺疾病（chronic obstructive pulmonary disease，COPD）、某些间质性肺疾病（interstitial lung disease，ILD）中起着举足轻重的作用。在过去的数十年中，糖皮质激素也被广泛地应用于结核、肺炎、急性呼吸窘迫综合征等呼吸系统疾病的治疗中。糖皮质激素治疗中的难题，仍是如何在有利的抗炎等作用和不良的药理作用之间取得平衡。遗憾的是，虽然对糖皮质激素的作用机制研究不断深入，但仍未设计出特异而毒性低的药物和治疗方案。认识糖皮质激素的特性，正确、合理地应用糖皮质激素，提高药物疗效、减少不良反应显得尤为重要。

（一）常用糖皮质激素类药物的分类

糖皮质激素为甾体化合物。人体产生的糖皮质激素由肾上腺素皮质束状带细胞合成和分泌，包括氢化可的松、可的松等，主要受促肾上腺皮质激素（adreno-corticotropic hormone，ACTH）的调节。通过对甾体进行结构改造合成了一些不良反应少、疗效好的糖皮质激素。按给药方式，呼吸内科常用的糖皮质激素可分为全身（口服、注射）用药的糖皮质激素如泼尼松（又称强的松）、泼尼松龙、地塞米松、甲泼尼龙、倍他米松等，以及吸入糖皮质激素（inhaled cortisteroids，ICS）如丙酸倍氯米松、布地奈德，氟替卡松等。常用的全身用药的糖皮质激素见表 13-1。常用 ICS 每日剂量高低及互换见表 13-2。

（二）药理作用

糖皮质激素主要通过与广泛分布于各类细胞的皮质激素受体特异性结合予以实现其作用。与内源或外源糖皮质激素结合后，皮质激素受体活化，其表面的 DNA 结合部位暴露并与靶基因启动子的正性或负性糖皮质激素反应元件结合，相应地引起基因转录的增加或减少，继而通过信使 RNA 影响蛋白质合成，产生生物效应。

生理情况下，糖皮质激素主要影响糖、蛋白质、脂肪等物质代谢过程。超生理剂量时，糖皮质激素可表现出抗炎、免疫抑制、抗休克和抗毒等药理作用。另外，糖皮质激素有允许作用，可以增加儿茶酚胺对血管的收缩作用和胰高血糖素对血糖的升高作用。糖皮质激素还可以影响血液成分的改变，影响认知能力及精神行为，并能使胃酸和胃蛋白酶分泌增多。呼吸系统疾病使用糖皮质激素主要是应用其抗炎、抗休克和抗毒作用。

表 13-1　常用糖皮质激素类药物比较

类别	药物	对糖皮质激素受体的亲和力	水盐代谢（比值）	糖代谢（比值）	抗炎作用（比值）	等效剂量（mg）	血浆半衰期（min）	作用持续时间（h）
短效	氢化可的松	1.00	1.0	1.0	1.0	20.00	90	8~12
	可的松	0.01	0.8	0.8	0.8	25.00	30	8~12
中效	泼尼松	0.05	0.8	4.0	3.5	5.00	60	12~36
	泼尼松龙	2.20	0.8	4.0	4.0	5.00	200	12~36
	甲泼尼龙	11.90	0.5	5.0	5.0	4.00	180	12~36
	曲安西龙	1.90	0	5.0	5.0	4.00	>200	12~36
长效	地塞米松	7.10	0	20.0~30.0	30.0	0.75	100~300	36~54
	倍他米松	5.40	0	20.0~30.0	25.0~35.0	0.60	100~300	36~54

注：表中水盐代谢、糖代谢、抗炎作用的比值均以氢化可的松为 1 计；等效剂量以氢化可的松为标准计

1. 抗炎作用　糖皮质激素有强大的抗炎作用，表现为增加机体耐受，降低炎症的血管反应与细胞反应，减轻早期炎症的渗出、水肿，改善红、肿、热、痛等症状。在炎症后期，糖皮质激素可抑制毛细血管和纤维母细胞的增生，抑制胶原蛋白、黏多糖合成，肉芽组织增生，防止粘连和瘢痕形成，减轻后遗症。作用机制主要有：①抑制一氧化氮合酶和环氧化酶的活性，使皮素合成增加，抑制磷脂酶 A_2 的活性，从而减少花生四烯酸、前列腺素、白三烯等炎症介质的生成。②调节细胞因子、黏附因子的生成，抑制炎症细胞向炎症部位的移行和浸润。③增加血管对儿茶酚胺类的敏感，收缩血管，同时可抑制肥大细胞脱颗粒，使组胺释放减少，降低血管通透性，减轻过敏反应。④通过介导炎症细胞凋亡调节炎症反应。

2. 抗毒、抗休克作用　糖皮质激素能稳定溶酶体膜、减少内源性致热源的释放、降低下丘脑体温调节中枢对致热源的敏感性，从而减轻细菌内毒素导致的高热、乏力、食欲减退等中毒症状；通过增强抗炎、免疫抑制、抗毒、减少心肌抑制因子的形成、加强心脏收缩率、扩张痉挛血管等作用，产生抗休克作用。

（三）使用糖皮质激素的注意事项

多数情况下，糖皮质激素治疗仅是疾病综合治疗的一部分，应结合患者实际情况，配合应用其他治疗手段。无其他药物可取代时，方可考虑使用糖皮质激素，避免单纯以退热和止痛为目的而应用。对糖皮质激素类药物过敏、活动性消化性溃疡、创伤修复期、严重高血压、严重糖尿病、未能控制的感染、较严重的骨质疏松、妊娠初期及产褥期等情况时需尽量避免使用糖皮质激素。妊娠及哺乳期妇女、儿童应慎用。同时需正确选用糖皮质激素品种、给药方式并注意给药的剂量、疗程，严密观察用药情况，注意不良反应。糖皮质激素不良反应的发生和严重程度主要与药物的剂量和疗程有关，需采用达到治疗效果所必需的最小剂量、最短疗程。

1. 不良反应　糖皮质激素主要不良反应有重度机会性感染、骨质疏松症、高血糖症、下丘脑-垂体-肾上腺素轴抑制、高脂血症、电解质异常、体液潴留、高血压、向心性肥胖、心血管疾病、骨坏死、消化性溃疡、类固醇肌病、情绪行为变化、精神病、生长迟缓等。非大剂量使用 ICS 一般无明显的全身不良反应，但可引起声音嘶哑、喉部不适、口咽部念珠菌感染等局部不良反应，需注意用药后漱口或减少吸入次数、加用储雾器等。使用糖皮质激素过程中可酌情采取低钠高钾高蛋白饮食，补充钙剂和维生素 D，感染时及时加用抗感染药物，加服预防消化性溃疡及出血等

不良反应的药物等措施。

另外，糖皮质激素减量应在严密观察病情与糖皮质激素反应的前提下进行个体化处理，如遇应激状况，应及时给予足量糖皮质激素，避免出现停药反应及反跳现象。

2. 其他 对某一种糖皮质激素类药物过敏者也可能对其他糖皮质激素过敏，需防止交叉过敏。注意糖皮质激素和其他药物的相互作用：近期使用巴比妥酸盐、卡马西平、苯妥英、扑米酮或利福平等药物可能会增强代谢并降低全身性皮质激素的作用；口服避孕药或利托那韦可升高皮质激素的血药浓度；糖皮质激素与排钾利尿药合用可造成过度失钾；糖皮质激素和非甾体类消炎药物合用时，消化道出血和溃疡的发生率高。

二、糖皮质激素在呼吸科疾病中的运用

糖皮质激素在呼吸内科疾病中应用非常广泛，以下为常见的呼吸系统疾病中糖皮质激素的合理使用方法。

（一）支气管哮喘

支气管哮喘（bronchial asthma，简称哮喘）是由多种细胞和细胞组分参与的气道慢性炎症性疾病。糖皮质激素是当前控制哮喘发作的最有效药物。

1. 哮喘非急性发作期治疗 ICS 是哮喘长期治疗的首选药物，可减轻哮喘症状，减少哮喘相关的急性发作，降低住院率及死亡率，通常需要规律吸入 1 周以上方能见效。哮喘长期治疗方案分为 5 级，需定期随访、评估及监测患者哮喘控制程度，根据病情变化及时调整治疗方案。常用 ICS 剂量高低及互换见表 13-2。

表 13-2　呼吸科常用吸入型糖皮质激素的每日剂量（μg）

药物	低剂量		中剂量		高剂量	
	≥12 周岁	6~11 周岁	≥12 周岁	6~11 周岁	≥12 周岁	6~11 周岁
二丙酸倍氯米松	200~500	100~200	500~1000	200~400	>1000~2000	>400
布地奈德	200~400	100~200	400~800	200~400	>800~1600	>400
丙酸氟替卡松	100~250	100~200	250~500	200~400	>500~1000	>400
环索奈德	80~160	80	160~320	80~160	>320~1280	>160

尽管初发哮喘患者或症状很少的患者中仍可观察到气道慢性炎症表现，一般认为极轻者（对缓解药物治疗需求<2 次/月、1 个月内无夜间憋醒、近 1 年无急性发作、无急性发作危险因素）无需使用 ICS，按需使用速效 β_2-受体激动剂（short-acting beta$_2$-agonists，SABA）即可。

若患者症状更频繁，或有急性发作风险（如最佳 FEV_1<80%预计值或过去 1 年内发生过急性发作）需考虑加用低剂量 ICS。

对使用低剂量 ICS，哮喘症状持续或出现急性发作的患者，在确认哮喘诊断，排除吸入技巧、依从性、持续过敏原暴露和并发症等因素后，需要改变治疗方案：对成人和青少年（≥12 周岁）可以使用 ICS/长效 β_2-受体激动剂（long-acting beta$_2$-agonist，LABA）+按需使用 SABA；对其他药物治疗下仍有急性发作的成人或青少年患者，使用 ICS（倍氯米松或布地奈德）/福莫特罗作为控制和缓解药物，有利于减少急性发作风险；对于 6~11 岁儿童，使用中等剂量 ICS 优于使用 ICS/LABA。

症状更严重的成人或青少年（≥12 周岁）患者考虑使用 ICS/福莫特罗（倍氯米松或布地奈德）作为控制和缓解药物，或者使用中等剂量 ICS/LABA+按需使用 SABA。6~11 岁儿童需要仔细评估后进行治疗。高剂量 ICS/LABA 效果未明显增加，且副作用更多。当中等剂量 ICS+LABA 和/或使用其他控制药物（白三烯受体拮抗剂、缓释茶碱等）使用 3~6 个月后仍无法控制病情时，成人和青少年（≥12 周岁）方可考虑高剂量 ICS/LABA。对中、高剂量的 ICS，分次使用（如布地奈德 4 次/d，其他 ICS 2 次/d）效果更佳，但依从性下降。

病情更严重的患者仔细评估、检查，联用抗 IgE 等药物综合治疗。口服糖皮质激素（泼尼松或其他等效糖皮质激素<7.5 mg/d）对部分成年人有效。使用高剂量 ICS 或口服糖皮质激素时需密切观察，注意预防、治疗其不良反应。

哮喘症状控制、肺功能稳定达 3 个月后，依据患者病情逐渐减药，寻找患者最低治疗剂量，但不能完全停止使用 ICS，除非只是短期停止用于确诊哮喘。

2. 哮喘急性发作期治疗　对急性发作期的哮喘患者，需尽快全身使用糖皮质激素，危重患者需在 1 h 内使用。口服糖皮质激素与静脉注射糖皮质激素同样有效，并且更便捷、便宜。口服糖皮质激素约 4 h 发挥作用。泼尼松龙 1 mg/（kg·d），最大 50 mg/d（或等效量其他糖皮质激素）适合于大部分成人和青少年（≥12 周岁）患者。儿童使用 1~2 mg/（kg·d），最大 40 mg/d。成人和青少年（≥12 周岁）疗程为 5~7 d，疗效与 10~14 d 无明显差别。儿童疗程为 3~5 d。儿童口服药物依从性差，使用静脉注射糖皮质激素更好。同时，当患者病情危急，存在影响吞咽的呼吸困难、呕吐，或患者需要机械通气时均需静脉使用糖皮质激素。症状缓解后改用口服或 ICS。

（二）慢性阻塞性肺疾病

慢性阻塞性肺疾病（简称慢阻肺）是呼吸系统中常见病和多发病，主要表现为不完全可逆、进行性发展的气流受限。气道、肺实质和肺血管的慢性炎症是慢阻肺的特征性改变。

对慢阻肺稳定期的患者，ICS 的剂量-反应关系以及长期使用的安全性目前尚未有统一认识。研究表明 $FEV_1<60\%$ 的慢阻肺患者长期规律使用 ICS 可以改善症状，提高肺功能和生活质量，减少急性加重。停用 ICS 可以使某些患者症状加重。但 ICS 具有一定不良反应，且长期使用 ICS 不能减缓慢阻肺患者的 FEV_1 的下降率及病死率。对重度或极重度并有急性加重风险的患者（Gold 3~4 级或 C、D 组）首选 ICS 联用 LABA 或长时程作用抗胆碱药物。目前研究认为 ICS、LABA、噻托溴铵的三联治疗疗效更佳。

慢阻肺患者不宜长期单用 ICS，与支气管扩张剂等联用效果明显优于单用。另外，口服使用糖皮质激素不良反应较多，不推荐对 ICS 有效的慢阻肺患者使用口服糖皮质激素，也不建议慢阻肺患者长期单用口服糖皮质激素。

对慢阻肺加重期的患者，全身使用糖皮质激素可改善肺功能和动脉氧分压，减少早期复发、治疗失败和住院天数。推荐口服强的松 40 mg/d，疗程 5 d。亦可选择等效量其他糖皮质激素如氢化泼尼松或雾化吸入布地奈德等。反复使用全身糖皮质激素可加重此类患者骨质疏松等的风险，需避免经常使用。

（三）ILD

ILD 又称弥漫性实质性肺疾病（diffuse parenchymal lung disease，DPLD），是一组主要累及肺间质、肺泡和/或细支气管的肺部弥漫性疾病，病因将近 200 种。不同类型的 ILD 对糖皮质激素的反应不同。矽肺、石棉肺等职业相关无机粉尘吸入所致 DPLD、肺泡沉着症，肺泡微结石症，肺淋巴管平滑肌瘤病、肺朗格汉斯组织细胞增生症等无需用糖皮质激素治疗。对胶原血管病肺部表现、结节病和外源性过敏性肺泡炎、Wengener 肉芽肿、肺嗜酸性粒细胞增多症、抗中性粒细胞胞质抗体相关性血管炎等疾病，糖皮质激素有一定的疗效。特发性间质性肺炎（idiopathic interstitial pneumonias，IIP）中，隐源性机化性肺炎（cryptogenic organizing pneumonia，COP）、非特异性间质性肺炎（nonspecific interstitial pneumonia，NSIP）富细胞型和部分淋巴细胞间质性肺炎（lymphocytic interstitial pneumonia，LIP）对激素治疗的反应较好，脱屑性间质性肺炎（desquamativeinterstitialpneumonitis，DIP）、呼吸性细支气管炎伴间质性肺疾病（respiratory bronchiolitis associated interstitial lung disease，RB-ILD）、纤维化型 NSIP 和急性间质性肺炎（acute interstitial pneumonia，AIP）对激素治疗的效果不肯定，特发性肺纤维化（idiopathic pulmonary fibrosis，IPF）对激素治疗的反应差。

IPF 占 IIP 的 60%~70%。IPF 的药物治疗一直是临床医生最关注的问题之一。IPF 对激素反应较差，对 IPF 是否需要激素治疗一直存在争议，应严格掌握激素治疗的适应证，权衡利弊。年龄＞70 岁，有激素禁忌证、晚期 IPF 患者，尽量不考虑激素治疗。推荐治疗方案为泼尼松（0.5~20 mg/d）联合咪唑硫嘌呤（2 mg/kg，最大剂量 150 mg/d）和 N-乙酰胺半胱氨酸（N-Acetylcysteine，NAC，600 mg，3 次/d）。联合用药疗效优于单独使用激素，不宜使用高剂量激素（0.5~1 mg/kg）单独治疗，激素联用免疫抑制剂时需加用 NAC。在用药过程中，需要观察疗效，治疗后 1 个月末，3 个月末复查胸部高分辨率 CT（HRCT）、肺功能、血气分析、6 min 步行等结果及患者临床症状稳定或改善，可考虑继续使用激素治疗；如果上述结果及患者的临床症状明显恶化，则应逐渐停止激素治疗（同时停用免疫抑制剂和 NAC）。在使用中需要注意药物的不良反应，定期复查肝功能、血常规等。

COP 对糖皮质激素反应较好，最适剂量与疗程尚不清楚。可以考虑起始剂量 0.75~1 mg/kg，疗程 6~12 个月。COP 复发很常见，但多对预后影响不大，可再次使用糖皮质激素治疗。

NSIP 分为许多亚型，总体预后优于 IPF。在多数种类中，糖皮质激素伴或不伴免疫抑制药物，都是其主要的治疗手段。常用泼尼松口服 40~60 mg/d 或 1 mg/kg，根据治疗反应逐渐减量，一般 1~3 个月后减至每日 20~40mg，4~6 个月后减至维持量 10~15 mg/d，总疗程 1 年。从组织病理学角度可以将 NSIP 大致分为富细胞型（Ⅰ型）、混合型（Ⅱ型）、纤维化型（Ⅲ型）。HRCT 示磨玻璃影及病理结果为富细胞型对激素反应较好；HRCT 示网格、蜂窝病变为主的纤维化型患者对激素的反应较差；混合型介于二者之间。

结节病（sarcoidosis）是肉芽肿型 DPLD 的代表疾病之一，在中国人群中也较常见。部分患者可自行缓解，无症状的 Ⅰ 期患者无需治疗。病情稳定，无明显症状，肺功能正常的 Ⅱ、Ⅲ 期患者无需即刻治疗。每 3 个月复查胸 X 线片和肺功能，无进展无需治疗。若出现进展并伴有明显症状及肺外症状时需要治疗，糖皮质激素为其首选药物。常用泼尼松（或等效量其他激素）20~40 mg/d，或 0.5 mg/（kg·d），4 周后逐渐减至足以控制疾病进展与症状的维持剂量。总疗程为 6~24 个月。ICS 作为起始治疗或是维持治疗均无明显获益。但对某些伴有咳嗽等气道症状的患者可以联用以减轻气道高反应性。

（四）变态反应性支气管肺曲菌病（allergic bronchopulmonary aspergillosis，ABPA）

ABPA 是人体对寄生于支气管内的曲菌抗原发生变态反应引起的一种疾病。目前主要采用口服糖皮质激素治疗，辅助抗真菌药物（如伊曲康唑）。急性期推荐剂量为泼尼松 0.5 mg/（kg·d），2 周后改为 0.5 mg/kg 隔日口服，一般疗程 3 个月左右。急性期症状严重者最初 2 周泼尼松剂量可提高至 40~60 mg/d，疗程亦可视病情适当延长。应根据症状、胸部影像检查和总 IgE 水平酌定减量。

慢性糖皮质激素依赖期和肺纤维化期患者可能需要长期应用糖皮质激素，提倡隔日服药以减少药物不良反应。ICS 可改善症状，但不影响肺部浸润的吸收。

（五）嗜酸粒细胞性支气管炎

嗜酸粒细胞性支气管炎是一种以气道嗜酸粒细胞浸润为特征的非哮喘性支气管炎。ICS 是目前治疗嗜酸粒细胞性支气管炎的主要药物。参考治疗方案为倍氯米松 250~500 μg/次或等效剂量 ICS，2 次/d，持续应用 4 周以上。初始治疗可联合短期口服糖皮质激素，泼尼松 10~20 mg/d，持续 3~5 d。

（六）呼吸系统感染性疾病及相关疾病

糖皮质激素的使用可降低机体免疫功能，使感染加重、扩散甚至危及生命，故感染性疾病原则上不使用糖皮质激素治疗。但在某些情况下，如严重感染导致休克、呼吸衰竭及严重炎症反应综合征等，可以适当应用糖皮质激素辅助治疗。感染性疾病使用糖皮质激素皆应慎重并严格掌握适应证。

1. 结核病　结核病（tuberculosis）是由结核分枝杆菌感染引起的慢性传染病。确保在有效抗结核药物治疗的情况下，对结核毒性症状严重者，可依据病情使用糖皮质激素。糖皮质激素对结核性心包炎和结核性脑膜炎疗效肯定。但对结核性胸膜炎和肺结核，糖皮质激素的使用存在争议，不推荐作为常规治疗。结核性胸膜炎：在全身化疗、积极抽积液后，高热等结核中毒症状无缓解，危及患者重要脏器功能时，可加用糖皮质激素。一般泼尼松 20~30 mg/d，体温正常后可采用小剂量递减法，每周减 1~2 次，总疗程不超过 6 周。血行播散性肺结核：当肺内炎症渗出导致伴有低氧血症及高热时，糖皮质激素有利于消除肺部炎症渗出，改善症状，保护重要脏器功能。一般为泼尼松 30 mg/d，总疗程不超过 8 周，病情好转后逐渐减量。

耐多药结核病、艾滋病与结核病并发、结核病 HIV 感染者、结核分枝杆菌和 HIV 双重感染者、肺结核并发糖尿病、妊娠肺结核、结核病合并活动性消化性溃疡等情况时需慎重使用糖皮质激素。

2. 急性呼吸窘迫综合征（acute respiratory distress syndrome，ARDS）　ARDS 是严重感染、休克、创伤和烧伤等疾病过程中，肺实质细胞受损导致的急性进行性低氧血症和呼吸窘迫症候群，是引起呼吸衰竭和死亡的常见的肺部炎症。糖皮质激素是否需在 ARDS 使用存在争议。研究表明对因过敏原因导致的 ARDS 患者，早期应用糖皮质激素经验治疗可能有效；感染性休克并发 ARDS 的患者，如合并有肾上腺皮质功能不全，可考虑应用替代剂量的糖皮质激素；对于流感相关 ARDS、晚期 ARDS 使用糖皮质激素治疗可能增加病死率。故不建议常规使用糖皮质激素治疗 ARDS，在发生危及生命的低氧血症且其他治疗措施无效的情况下，可以考虑低剂量甲泼尼龙 ［1 mg/（kg·d）］ 治疗。糖皮质激素治疗期间，需每日评估动脉血氧分压/吸入气体氧含量、肺顺应性、动脉血二氧化碳分压。若治疗 3 d 后症状改善，方可继续使用。7 d 治疗足以提高氧合，对需持续糖皮质激素治疗者应进行风险和获益评估。

3. 肺炎　肺炎是病原微生物，理化因素、免疫损伤、过敏及药物所致的终末气道、肺泡、肺间质的炎症。细菌性肺炎最为常见。按肺炎的获得环境可以分为社区获得性肺炎（community acquired pneumonia，CAP）和医院获得性肺炎（hospital acquired pneumonia，HAP）两类。早期研究中发现糖皮质激素（氢化可的松 200~300 mg/d 或同等效量）可以改善糖皮质激素分泌不足的感染性休克 CAP 患者预后。近期临床实验发现泼尼松龙（40 mg/d）联合抗生素为期 1 周的治疗并未提高 CAP 住院患者的结局。近期系统评论也认为使用糖皮质激素可能增加重症 CAP 的病死率，除非由慢阻肺、哮喘、糖皮质激素缺乏所导致的重症肺炎，不建议在重症 CAP 患者中使用糖皮质激素。另外，呼吸机相关性肺炎的前瞻性对照研究中发现使用糖皮质激素的 ICU 肺炎患者病死率更高。目前观点认为 CAP 及 HAP 治疗不推荐常规应用糖皮质激素；皮质激素水平不足、需要使用血管加压药物的感染性休克患者，以及 ARDS 早期可考虑使用糖皮质激素；对危重患者使用糖皮质激素治疗可能增加患者死亡风险，需谨慎使用。

4. 严重急性呼吸综合征（severe acute respiratory syndrome，SARS） SARS 是由 SARS 冠状病毒引起的具有明显传染性、以肺炎为主要表现、可累及多个器官的呼吸道传染病。研究表明在重度患者中使用糖皮质激素，可降低死亡率，减少住院时间。具备以下指征之一时可考虑应用糖皮质激素：严重中毒症状，持续高热不退；X 线胸片显示多发或大片阴影，进展迅速；达到 ARDS 诊断标准。具体剂量可根据病情及个体差异进行调整，推荐剂量相当于甲泼尼龙 2~4 mg/（kg·d）。少数危重患者可考虑短期（3~5 d）甲泼尼龙冲击疗法（500 mg/d）。开始使用糖皮质激素时宜静脉给药，当临床表现改善或 X 线胸片显示肺内阴影有所吸收时，应及时减量、停用。一般每 3~5 d 减量 1/3，通常静脉给药 1~2 周后可改为口服泼尼松或泼尼松龙，一般不超过 4 周，不宜过大剂量或过长疗程。

5. 高致病性人禽流感 高致病性人禽流感（highly pathogenic avian influenza）是人类在接触高致病性禽流感病毒感染的病（死）禽或暴露在该病毒污染的环境后发生的感染。目前尚无证据证实应用糖皮质激素对人禽流感预后有益。某些 H7N9 病毒中存在 *NA Arg292Lys* 基因突变而抵抗抗病毒药物，此时使用糖皮质激素风险很大，不推荐糖皮质激素作为常规治疗。如出现下列指征之一，在抗病毒药物有效的情况下，可考虑短期内给予适量糖皮质激素：短期内肺病变进展迅速，氧合指数<300 mmHg（1 mmHg＝0.133 kPa），并有迅速下降趋势；合并脓毒血症伴肾上腺皮质功能不全。常用方案：氢化可的松 200 mg/d 或甲泼尼龙 0.5~1.0 mg/（kg·d），病情控制好转后，及时减量停用。

6. 肺孢子菌肺炎 肺孢子菌肺炎是肺孢子菌引起的，免疫功能低下患者常见、严重的机会感染性疾病。肺孢子菌肺炎治疗方案可选择复方磺胺甲噁唑。糖皮质激素的长期使用是肺孢子菌肺炎的危险因素，但其也可以作为重度肺孢子菌肺炎治疗的辅助药物，对艾滋病患者可以减轻症状，使病死率下降；但对非艾滋病患者疗效不确定，使用需慎重。急性重症患者（呼吸空气时 PaO_2≤70 mmHg）可采用方案为：复方磺胺甲噁唑给药前 15~30 min 使用糖皮质激素，可口服泼尼松 40 mg，2 次/d，连用 5 d，随后 40 mg/d，连用 5 d，然后 20 mg/d 连用 11 d，或等效剂量静脉给予糖皮质激素。

参考文献

［1］杨宝峰主编. 药理学. 第 7 版. 北京：人民卫生出版社，2008：347-355.

［2］陈建国主编. 药理学. 第 3 版. 北京：科学出版社，2011：259-266.

［3］Lee Goldman, Andrew I. Schafer, et al. Goldman's Cecil medicine. 24th ed. United States of America：Elsevier Saunders，2012.

［4］宁光，马志中，王卫庆，等. 糖皮质激素类药物临床应用指导原则. 卫生部办公厅．2011.

［5］Mark FJ, Eric DB, Louis-Philippe B, et al. Global strategy for asthma management and prevention 2014（revision）．2014. http：//www. ginathma. org.

［6］Decramer M, Vestbo J. Global Initiative for Chronic Obstructive Lung Diseases（GOLD），Updated 2014. 2014. http：//www. goldcopd. org.

［7］Wells AU, Hirani N. Interstitial lung disease guideline. Thorax，2008，63（Suppl 5）：v1-v58.

［8］康健，徐作军，张德平，等. 间质性肺疾病的糖皮质激素治疗问题. 中华结核和呼吸杂志，2009，32（12）：885-888.

［9］ Walsh TJ, Anaissie EJ, Denning DW, et al. Treatment of aspergillosis: clinical practice guidelines of the Infectious Diseases Society of America. Clin Infect Dis, 2008, 46 (3): 327-360.

［10］ Brightling CE. Chronic cough due to nonasthmatic eosinophilic bronchitis:: ACCP evidence-based clinical practice guidelines. Chest, 2006, 129 (Suppl 1): S116-S121.

［11］ Thwaites GE. Adjunctive corticosteroids for all forms of tuberculosis?. Lancet Infect Dis, 2013, 13 (3): 186-188.

［12］ 中华医学会重症医学分会. 急性肺损伤/急性呼吸窘迫综合征诊断和治疗指南 (2006). 中国危重病急救医学, 2006, 18 (12): 706-710.

［13］ Belvitch P, Dudek SM. Corticosteroids and acute respiratory distress syndrome. Critical Care Medicine, 2013, 41 (7): 1813-1814.

［14］ Mandell LA, Wunderink RG, Anzueto A, et al. Infectious Diseases Society of America/American Thoracic Society consensus guidelines on the management of community-acquired pneumonia in adults. Clin Infec Dis, 2007, 44 (Suppl 2): S27-S72.

［15］ Gupta D, Agarwal R, Aggarwal AN, et al. Guidelines for diagnosis and management of community-and hospital-acquired pneumonia in adults: Joint ICS/NCCP (I) recommendations. Lung India, 2012, 29 (Suppl 2): S27-S62.

［16］ 中华医学会重症医学分会. 呼吸机相关性肺炎的预防、诊断和治疗指南 (2013). 中华内科杂志, 2013, 52 (6): 1-20.

［17］ Chen RC, Tang XP, Tan SY, et al. Treatment of severe acute respiratory syndrome with glucosteroids: the Guangzhou experience. Chest, 2006, 129 (6): 1441-1452.

［18］ Wong SS, Yuen KY. Avian influenza virus infections in humans. Chest, 2006, 129 (1): 156-168.

［19］ Hu Y, Lu S, Song Z, et al. Association between adverse clinical outcome in human disease caused by novel influenza A H7N9 virus and sustained viral shedding and emergence of antiviral resistance. Lancet, 2013, 381 (9885): 2273-2279.

［20］ Carmona EM, Limper AH. Update on the diagnosis and treatment of Pneumocystis pneumonia. Ther Adv Respir Dis, 2011, 5 (1): 41-59.

［21］ Lemiale V, Debrumetz A, Delannoy A, et al. Adjunctive steroid in HIV-negative patients with severe Pneumocystis pneumonia. Respir Res, 2013, 14: 87.

血管外肺水的监测和判读

第 14 章

孙 兵　首都医科大学附属北京朝阳医院
王 辰　中日医院

　　血管外肺水（extravascular lung water，EVLW）由细胞内液、肺间质内液和肺泡内液组成，通常情况下，细胞内液变化较小，而后两者却能准确反映肺水肿的严重程度，是一项关乎患者预后的重要决定因素。目前准确测定 EVLW 尚无良策。临床上最常用的胸部 X 线片，对肺水的增减亦缺乏敏感性和特异性。即便是放射科专家进行肺水肿读片，一致率也较低；且对于 EVLW 量的轻微变化缺乏敏感性，动物实验证明只有当肺水量增加>35%时才能导致胸 X 线片的影像学显著变化。肺核磁共振成像虽能对肺水肿进行量化，却价格昂贵、缺乏临床实用性。

　　EVLW 的量化测定不仅有助于患者肺损伤的早期诊断和预后评价，也可对治疗进行监测。27 年前，Eisenberg 等对依据 EVLW 测定指导液体管理进行了首次前瞻性随机对照研究；结果发现，常规液体管理组 EVLW>14 ml/kg 且肺毛细血管楔压（pulmonary artery wedge pressure，PCWP）<18 mmHg（1 mmHg=0.133 kPa）的患者病死率为 100%，而限液组的病死率仅为 33%。后续研究发现，与 PCWP 指导治疗组相比，EVLW 量化指导治疗组的患者机械通气和 ICU 住院时间较低。上述两项研究中的 EVLW 测定方法均为应用吲哚绿的双指示剂热稀释法，但是这种方法较为冗繁，不便于床边监测。近年来逐渐被更为先进的单指示剂热稀释法所替代。下面我们就其测定方法和临床意义进行详细阐述。

一、EVLW 的测定

（一）比重法

　　比重法测定 EVLW 是常应用于动物实验的一种方法。这种方法主要通过比较处死动物标本肺的"湿重"和"干重"差异来计算 EVLW，但只能进行一次性测量。具体测量方法：动物全身肝素化，抽取动脉血称重备用。饱和氯化钾处死动物，迅速开胸，扎闭双侧肺门，以防肺血丢失。切取双侧完整肺组织，称重后加入同重量的蒸馏水，搅拌器充分搅拌成肺匀浆。对肺匀浆称重，待水分完全蒸发后再次测量肺"干重"，减去蒸馏水量后可测得肺脏中总含水量。测定肺匀浆内血红蛋白含量，与血液血红蛋白含量进行比对后，测得肺血重，结合动脉血含水百分比，可测得肺血含水量。而 EVLW 为肺脏总含水量与肺血含水量的差值。目前对正常的 EVLW 量尚无定论，许多学者将 EVLW>7 ml/kg 作为异常界值，而另有学者则以>14 ml/kg 作为界值。

（二）双指示剂稀释法

　　双指示剂稀释法测量 EVLW 在 20 世纪 80 年代应用于临床。

　　1. 基本装置及操作　　通过颈内静脉或锁骨下静脉放置中心静脉导管，外接温度探头。自中心静脉注射两种不同的指示剂，一种为热稀释指示剂，可渗透到毛细血管外，常用5%葡萄糖或生理盐水；另一种为染料稀释指示剂，只能保留在血管内，常用与白蛋白结合的吲哚绿，股动脉放置一根尖端带有热敏电阻丝的导管检测热稀释曲线，从股动脉导管内抽取动脉血，分析得出染料稀释曲线。根据各自的稀释曲线分别得出稀释曲线的平均变化时间（mean transit time，MTt）。根据史德华-汉密尔顿法（Stewart-Hamiton equation），通过热稀释曲线计算出心输出量（cardiac output，CO）。

　　2. 基本原理　　染料稀释指示剂不能渗透至毛细血管外，因此其所流经的所有容积量为全心舒张末血容量（golobal end-diastolic volume，GEDV）和肺血管内容量（pulmonary blood volume，PBV）的总和，即胸腔内血容量（intrathoracic blood volume，ITBV）。热稀释剂渗透至毛细血管外，因此所流经的所有容积量为 EVLW 和 ITBV 的总和，及胸腔内热容量（intrathoracic thermal volume，ITTV）。根据公式：CO×MTt＝指示剂所流经的所有容积量，可得：

ITTV＝CO×MTt（热稀释指示剂），

ITBV＝CO×MTt（染料稀释指示剂），

两者之间的差值为 EVLW，即 EVLW＝ITTV-ITBV（图 14-1～图 14-3）。

双指示剂稀释法使得 EVLW 量化测定取得了重大进步，尽管其操作复杂、耗时较长且价格昂贵，但其为更先进的单指示剂稀释法测定奠定了基础。

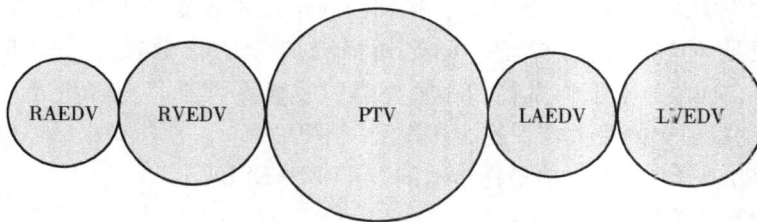

注：ITTV，胸腔内热容量；CO，心输出量；MTt，平均变化时间；PTV，肺热容积；R/LAEDV，右/左心房舒张末容积；R/LVEDV，右/左心室舒张末容积

图 14-1　ITTV＝CO×MTt（热稀释指示剂）＝PTV+RAEDV+RVEDV+LAEDV+LVEDV

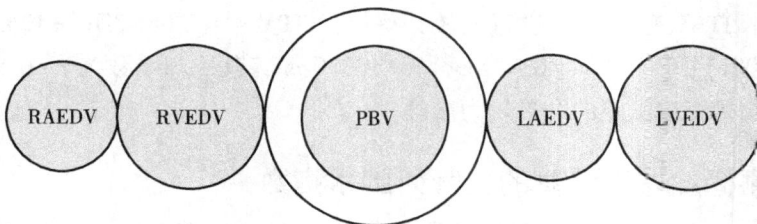

注：ITBV，胸腔内血容量；CO，心输出量；MTt，平均变化时间；GEDV，全心舒张末血容量

图 14-2　ITBV＝CO×MTt（染料稀释指示剂）或 ITBV＝1.25×GEDV-28.4 ml

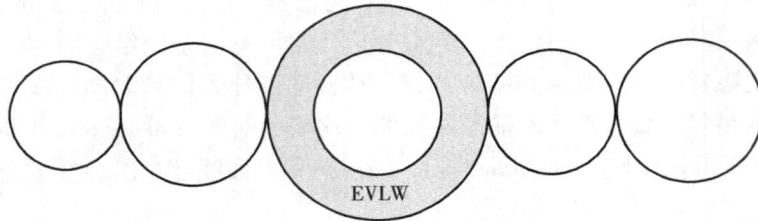

注：EVLW，血管外肺水；ITTV，胸腔内热容量；ITBV，胸腔内血容量

图 14-3　EVLW=ITTV-ITBV

（三）单指示剂稀释法

单指示剂稀释法是在双指示剂稀释法基础上演化而来，临床上最常用的为脉搏指示连续心输出量（pulse-induced contour cardiac output，PiCCO）测定仪（PulsionMedical Systems，Germany）。

1. 基本装置及操作　与双指示剂肺水测定法基本相同。放置中心静脉导管用以注射热稀释指示剂（常用 8 ℃冰盐水），股动脉放置一根尖端带有热敏电阻丝的导管，检测热稀释曲线。连接显示屏后注射热指示剂观察其热稀释曲线。

2. 基本原理　心脏和肺可看成是一系列序贯而独立的容积腔组成，股动脉导管检测到的热稀释曲线可看成是每个容积腔稀释曲线的组合，稀释曲线中最长衰变曲线对应的是其中最大的容积腔。将热稀释曲线取对数后进行标记，可得到稀释曲线的指数波形下降时间（exponential downslope decay time，Dst）。由于肺血管和血管外容积腔显著大于其他容积腔，根据公式：$CO \times DSt$ = 从注射位置到测量位置的最大容积腔的容积量，可得：

PTV（肺热容积）= $CO \times DSt$（热稀释指示剂）= PBV+EVLW，

而 ITTV = $CO \times MTt$（热稀释指示剂），

可得 $CO \times (MTt-DSt)$（热稀释指示剂）= ITTV-（PBV+EVLW）= GEDV，

ITBV 和 GEDV 之差值为 PBV，两者间有着较好的相关性，Sakka 等将 57 例患者的 GEDV（单指示剂热稀释法测得）和 ITBV（由双指示剂稀释法测定）进行分析，发现两者之间存在线性关系，得出公式为 ITBV = $1.25 \times GEDV - 28.4$ ml，可由 GEDV 计算得出 ITBV，而 EVLW = ITTV-ITBV（图 14-4，14-5）。进一步运用该公式计算出 209 例患者的 ITBV ∗ 和 EVLW ∗，并将其与双指示剂稀释法直接测定的 ITBV 和 EVLW 进行比较，得出：ITBV ∗ = $1.06 \times ITBV - 124.3$ ml，回归系数为 $r = 0.98$（$P < 0.0001$）；EVLW ∗ = $0.83 \times EVLW + 133.9$ ml，其回归系数为 $r = 0.96$（$P < 0.0001$）。由此可见，单指示剂稀释法测定的结果较为准确。

（四）据预测标准体重计算的血管外肺水指数

近来的研究发现，依据患者实际体重的血管外肺水指数（extravascular lung water index，EVLWI）降低了对肥胖患者肺损伤程度评价的敏感性。身高和性别是决定肺容量的最重要的两个因素，而与患者的体重关系不大。因此，依据实际体重的 EVLWI 低估了肥胖患者的肺含水量。预测标准体重或者说理想体重主要由患者的身高和性别计算得来：

女性：$45.5 + 0.91 \times$［身高（cm）-152.4］，

男性：$50.0 + 0.91 \times$［身高（cm）-152.4］。

此外，依据实际体重的 EVLWI 也对 EVLW 与其他肺损伤临床指标的相关性造成影响，降低了

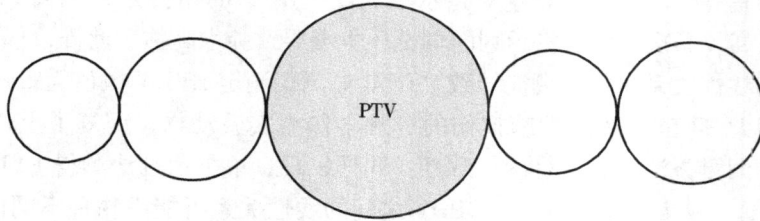

注：PTV，肺热容积；CO，心输出量

图 14-4　PTV=CO×DSt（热稀释指示剂）

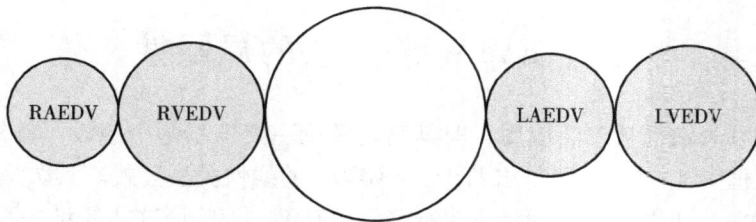

注：GEDV，全心舒张末血容量；ITTV，胸腔内热容量；PTV，肺热容积

图 14-5　GEDV=ITTV-PTV

肺水指数对患者预后的预测价值。实际上，急性呼吸窘迫综合征（acute respiratory distress syndrome，ARDS）患者小潮气量肺保护性通气策略中，也是依据预测标准体重来设定潮气量的。

二、单指示剂热稀释法与比重法准确性比较

许多动物实验通过对单指示剂热稀释法与金标准比重法测定 EVLW 进行比较，已经肯定其准确性。2004 年 Katzenelson 等首次对两者进行了比较，结果发现对于麻醉后机械通气的实验狗，不管是由左心房球囊造成压力性肺水肿，还是油酸致肺损伤造成的高通透性肺水肿，两者均具有高度一致性（图 14-6）。结论是不管哪种病因导致的肺水肿，单指示剂法是可行可信的。

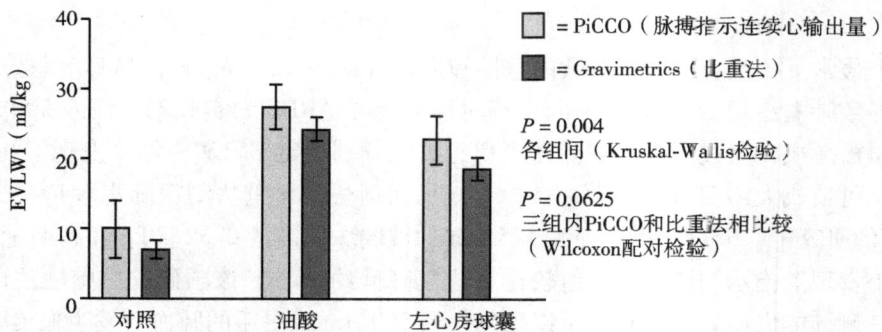

图 14-6　比重法和 PiCCO（脉搏指示连续心输出量）法测量 EVLWI（血管外肺水指数）比较

　　同时在该研究中发现，与比重法相比单指示剂稀释法测量数值高（3.01±1.34）ml/kg。究其原因可能有多种：首先，心肌和血管壁对指示剂的反作用力可能导致分布容积的增加，从而造成 EVLW 测定值的增高。其次，由于指示剂的再循环也会导致肺水高估。此外，因为 ITBV 的计算是从人体数据得到的线性关系参数，可能导致 PiCCO 监测仪测定 EVLW 数值受影响。

　　此后 Kirov 等以脓毒症导致急性肺损伤的清醒羊作为实验动物，重复了上述研究中的比较测量，结果发现两种测量方法具有良好的一致性。同样发现，单指示剂法测得 EVLWI 值高于比重法（平均高 4.9 ml/kg）。从而推测 ITBV 与 GEDV 之间的线性关系可能因物种不同而有所差异，通过调整 PiCCO 监测仪内的设定系数，可减少单指示剂的测量误差。在 Rossi 等对脓毒症实验猪模型进行的研究中，该推论得到了证实，通过与双指示剂稀释法测定结果比较，得出实验猪模型 ITBV 与 GEDV 之间的线性关系公式为 ITBV=1.52×GEDV+49.7 ml，通过调整相应参数，单指示剂法的准确性明显提高。

三、EVLW 测定法的局限性

　　尽管单指示剂稀释法已被广泛应用，但其测定理论主要依据两个假设：首先是假设心脏血量与肺循环血量的比值为 4:1，从而得出 ITBV 与 GEDV 的线性关系公式。其次是假设 CO×DSt（热稀释指示剂）准确测定了 PTV，从而计算出准确的 GEDV。为验证这些假设是否成立，Michard 等对外科 ICU 患者进行单指示剂法和双指示剂法的队列研究，比照解剖学因素（身高、体重），机械通气因素［潮气量、呼气末正压（positive end expiratory pressure，PEEP）］，生理学因素（肺水肿、低氧性肺血管收缩），药物学因素（血管活性药）等对 EVLW 测定准确性的影响。结果发现，肺脏总含水量、潮气量、PEEP、动脉 PO_2/FiO_2 比值会对单指示剂稀释法准确性造成影响，但这些差异<10%，临床可以接受。在不同的临床病理生理状态下，其测量准确性将阐述如下。

（一）肺灌注减少

　　因热指示剂需渗透过肺泡上皮细胞和毛细血管内皮细胞，自应用热稀释法测定 EVLW 开始，我们就知道该方法会低估肺血流灌注减少区域的肺水量。只有冰盐水流经所有肺组织后才能准确测得 ITTV，倘若由于肺血流灌注减少导致冰盐水未能流经受累区域，则会导致 EVLW 测定值的降低。肺血栓栓塞症、ARDS 患者的肺血管微血栓以及低氧性肺血管收缩均可能会导致肺灌注减少。

　　许多研究对上述机制进行了探讨，Schreiber 等通过人为堵塞实验猪模型的右肺中叶和下叶肺动脉导致肺栓塞后，测定 EVLW、ITBV 和 GEDV 明显降低，而且是不可逆的（血管再通过仍降低）。

　　而临床上最常见的是各种病因所致的急性肺损伤（acute lung injury，ALI）后造成的肺血管微血栓形成，导致肺灌注减少。Oppenheimer 等对油酸诱导 ARDS 的实验狗，注入 500 μm 大小的玻璃珠模拟微血栓形成，通过双指示剂稀释法和比重法分别测定 EVLW。结果发现，注入 0.25 g/kg 的玻璃珠后，可造成大约 50% 的肺灌注减少，双指示剂法较比重法测得肺水含量减少约 45%。后续 Beckett 等的研究中，分别注入直径为 175 μm 的玻璃珠低剂量 0.32 g/kg 和高剂量 0.65 g/kg 进行比较，结果发现双指示剂法测得数值较比重法仅降低约 16%。该项研究中肺灌注区域减少的程度大约也是一侧肺的大小。由此我们可以推测，当 500 μm 或更粗的肺血管发生血栓时（肺血栓栓塞），热稀释法不能充分测得受累区域的肺水含量；而当 175 μm 或更细的肺血管发生堵塞时（ALI 患者），得益于其他灌注充足区域的弥散，热稀释法的准确性明显提高。

　　Roch 等通过盐酸气道内滴定法诱导直接肺损伤实验猪，通过上腔静脉注射油酸诱导间接肺损伤实验猪，并分别进行双指示剂法和比重法肺水测定，目的是评价双指示剂法在直接肺损伤和间接肺损伤 ARDS 中的测定准确性。结果发现，双指示剂法的总体测量值降低 30%。油酸组中，两组数值有较好的相关一致性，只是双指示剂法组数值低。但在盐酸组中，两者的相关性较差，这可能是盐酸气道内滴定模型中，由于肺损伤部位局限导致肺内血流再分布后肺灌注受累不均的结果。而油酸或过度通气容积伤的 ARDS 患者，由于肺损伤部位较广泛，双指示剂法的准确性较高。在某种意义上可以认为，双指示剂法和比重法之间的变异程度反映了肺损伤后造成的不同肺灌注受累形式。

（二）肺水肿

肺的有效气体交换需要通气血流相匹配，而对于肺水含量增多的 ARDS 患者的肺灌注情况我们所知甚少。在 ARDS 动物模型实验中发现，肺水增多区域的肺灌注明显减少，而依赖于肺灌注均一性的热稀释测量法的准确性需要考证。

Fernandez-Mondejar 等通过对正常肺和 ALI 的实验猪进行单指示剂稀释法，来验证其准确性。分别通过气道内注入 250 ml 或 500 ml 生理盐水，比较前后 EVLW 值。结果发现，正常肺组 EVLW 前后比较明显增加（72±12）%，而 ALI 组的前后比较仅增加（31±16）%。对于正常肺组，单指示剂法测定 EVLW 的重要性在于可较早期的发现肺水的变化。而对于已存在肺水肿患者肺水，单指示剂法的准确性降低，且肺损伤越严重其准确性越差。

准确测定 EVLW 的轻度变化有重要的临床价值，一方面利于早期诊断肺水肿，另一方面可监测治疗的效果。为此 Fernandez-Mondejar 等对正常肺和 ALI 的实验猪，分别注入 50 ml 生理盐水后进行单指示剂法测量。结果发现，正常肺组可测得 84% 肺水增加量，而 ALI 组测得 77%。由此可知，单指示剂法能较好地监测 EVLW 的轻度变化（10%~20%）。

（三）PEEP

为避免肺不张或保证肺有效通气，机械通气的患者通常给予 PEEP，可能会对 EVLW 的测定产生影响。有研究发现 PEEP 可造成肺水增加，而另有研究发现由于 PEEP 的保护作用，可导致肺水减少，尚无定论。

一方面，高水平的 PEEP 可造成毛细血管陷闭，导致 EVLW 测量值降低。而另一方面，由于 PEEP 可造成肺血流再分布，从而使肺灌注受累区域得到改善，可能会让 EVLW 测定值更加准确。Myers 等对铜绿假单胞菌感染诱导产生的 ARDS 猪模型进行不同程度的液体复苏，并设定不同程度的 PEEP，与无 PEEP 对照组进行比对，发现不管液体复苏量多少，PEEP 组的 EVLW 值均低于或等于对照组。但该结果的分析有两种可能，一种可能是 PEEP 的肺保护作用限制了肺水，另一种可能是 PEEP 导致肺血管受损造成测量值低于实际值。

Ruiz-Bailen 等对油酸诱导 ALI 猪模型早期应用 PEEP 的作用进行了研究，分为油酸诱导后即刻 10 cmH$_2$O（1 cmH$_2$O = 0.098 kPa）水平 PEEP 组、诱导 2 h 后 10 cmH$_2$O 水平 PEEP 组和无 PEEP 组，6 h 后用比重法分别测定肺水含量。结果发现，第一组的 EVLW 值明显低于后两组〔（11.5±2.0）比（19.1±2.6）、（25.8±1.6）ml/kg〕。结论是 10 cmH$_2$O 水平 PEEP 可减少肺水含量，且在病变早期应用时作用明显。

Fernandez-Mondejar 等通过左心房内球囊堵塞产生压力性肺水肿犬模型，研究不同水平 PEEP 对 EVLW 和淋巴回流的影响。球囊堵塞后，EVLW 水平明显增高，将其分为三组：20 cmH$_2$O 水平 PEEP 应用 120 min 组、10 cmH$_2$O 水平 PEEP 60~90 min 组和 20 cmH$_2$O 水平 PEEP 应用 30~90 min 组。90 min 后，双指示剂稀释法测定 EVLW，结果发现第一组数值明显高于后两组〔（21.2±5.1）

比（12.8±2.0）、（14.8±4.8）ml/kg]。尽管 10 cmH$_2$O 水平组的淋巴管回流增加，但是该研究认为导致该组 EVLW 较低的决定因素是毛细血管跨壁压降低利于肺水的消退。

（四）肺大部切除

肺切除后 ALI 是造成患者围术期死亡的重要病因。尽管术后肺损伤在临床表现、影像学改变及组织病理学特征方面与 ARDS 类似，但由于缺乏统一的诊断标准，导致其诊断过程较为复杂。另与 ARDS 相同，当肺水含量明显增加时才有显著的临床症状，因此早期监测患者术后的肺水含量对其早期诊断和预后改善均有深远意义。

回顾上述单指示剂稀释法理论，ITBV 与 GEDV 之间存在线性相关关系，但对于肺大部切除的患者，其 PBV 发生了改变，从而导致前两者关系也发生变化。Roch 等首次对肺切除后 EVLW 测定准确性进行了报道，他们分别对油酸诱导 ALI 猪模型，进行单肺和双肺的单指示剂法和双指示剂法 EVLW 测定。在双肺测量组，PiCCO 法测定值高于比重法（平均偏差为+1.5 ml/kg）；单肺切除后，PiCCO 法测定值仍高于比重法（平均偏差为+5.0 ml/kg）。在单肺切除前后，应用双指示剂法分别测定 ITBV，结果发现术后其降低 10% 左右，与 GEDV 之间不再存在线性关系，由此可见 PiCCO 系统 ITBV 值高于实际值，导致 EVLW 测量值低于实际值。

Naidu 等对肺切除术后患者的 ITBV 和 GEDV 两者关系进行了首次探讨，分别对 3 例肺切除患者（左下叶切除、左肺全切和左上肺切除）进行单指示剂稀释法和双指示剂法测定 EVLW 值，结果发现术后两者之间的关系会立刻发生变化，但 12 h 后会恢复新的稳态。与双指示剂法相比，对于左下肺切除和左肺全切的 2 例患者，单指示剂法所得 EVLW 值较低，而左上肺切除患者其值较高。更大样本的试验有待进一步明确 EVLW 测定对肺切除术后患者的临床价值。尽管现有的测定方法在肺切除术后的患者中不能准确测定肺水含量，但对于同一患者进行动态观察肺水变化是有帮助的。

（五）解剖和生理异常

患者若存在解剖和生理学异常改变，也会导致不能准确测定 EVLW。主动脉瘤患者的 EVLW 值可能会被高估；动脉导管位置偏于外周过远也会导致 MTt 延长，造成数值高估；另外存在心室内分流的患者其 EVLW 测定值也是不准确的。

四、临床研究

（一）ARDS 患者 EVLW 测定的临床价值

近来许多研究对脓毒症患者 EVLW 测定的临床价值进行了探讨。进一步证实了由于脓毒症能使毛细血管通透性增加，可导致患者血管外肺水量增加。Matin 等在一项前瞻性研究中，对 29 例重症脓毒症患者应用单指示剂热稀释法进行 EVLW 测定，并连续观察 28 d，随访其 ARDS 发生率和预后，以探讨是否可通过 EVLW 测定来发现患者初始的亚临床性的毛细血管通透性改变。如果患者 EVLW>10 ml/kg，则界定为血管外肺水增多。结果发现，一半以上的患者虽然不符合 ARDS 的诊断标准，却均存在 EVLW 增加，且其增加程度与肺损伤的评价指标如动脉 PO$_2$/FiO$_2$ 比值、肺损伤评分（lung injury score，LIS）及胸部影像学异常改变相关。不足之处在于该研究中 EVLWI 是依据患者实际体重测得，导致结果有所偏倚。这一半多的患者缺氧指标符合 ARDS 诊断要求，但却不符合双肺渗出性改变的影像学要求，可归为早期严重肺损伤但影像学不能识别的患者组。

Kuzkov 等通过对 38 例合并脓毒症休克和 ALI 的患者进行单指示剂热稀释法测定 EVLW，来判定其与肺损伤生理指标、血浆内皮缩血管肽及临床转归之间的相关性。结果发现，26%的患者的 EVLW 是正常水平的（<7 ml/kg）。结论是 ARDS 患者，尤其是外源性 ARDS 可出现 EVLW 增高，但不是诊断的必备特征。而 95%的肺内源性因素导致的 ARDS 患者，会合并 EVLW 增高。

尽管 EVLW 测定对 ARDS 患者的诊治有一定的临床价值，但其测定费用较高、存在方法学问题、且为有创检查、未被广泛应用，故而新版修订的 ARDS 诊断标准中未采纳。

（二）EVLW 导向性治疗监测

仅有少数的临床研究对 EVLW 导向性治疗策略的潜在价值进行探讨。不管是哪种类型的肺水肿，液体管理均会对 EVLW 的增加和减少产生影响。当存在高通透性肺水肿时，患者 EVLW 含量对静水压改变的敏感性增加。但在临床工作中，即便是肺水增多的患者，临床医师也常常不给予积极利尿或限液处理，因为他们认为充足的液体可改善保证重要脏器灌注。在与肺动脉漂浮导管指导液体复苏策略的比较中，发现 EVLW 增高的患者在保证有效循环血容量的前提下，进行限液管理利于 EVLW 的清除，是安全并可耐受的。同时发现双指示剂稀释法测量 EVLW 液体管理组与漂浮导管组相比，机械通气时间和 ICU 时间均减少。

Muyoh 等对 46 例蛛网膜下腔出血的患者进行单指示剂稀释法测量心脏指数、GEDV 指数及 EVLWI，来指导液体管理。而该类患者的液体管理目标就是通过较高的心排出量或血压，来保证充足的脑灌注防止灌注不足引起的继发性脑损伤。该研究在保证心排出量［CI>3.0 L／（min·m²）］的前提下，通过液体管理防止 EVLW 过多（EVLW≤14 ml/kg）。当 CI<3.0 L／（min·m²）时，给予补液保证循环血容量；而当 EVLW>15 ml/kg 或发生心力衰竭时，则给予积极利尿。结果 43 例（95%）患者达到了治疗目标，在保证有效脑灌注的情况下未出现肺水过多或心力衰竭发作。

尽管上述研究均证实 EVLW 量化测定对危重症患者的液体管理有所帮助，但对患者的预后到底有何影响呢？结合既往关于肺动脉漂浮导管的随机对照研究，虽然肺动脉漂浮导管可给临床医师提供血流动力学和氧动力学的宝贵数据，但患者的病死率并未下降，其中一项研究中漂浮导管组发生肺血栓栓塞症的危险性反而增加。因此有待于更大规模的临床随机对照研究来验证 EVLW 量化测定的临床获益性。

（三）EVLW 对预后判定价值

EVLW 是影响危重症患者预后的独立危险因素。Sakka 等研究发现 EVLW>15 ml/kg 患者的病死率为 65%。Pillips 等研究中发现基于预测标准体重的 EVLW>16 ml/kg，对患者病死预测的特异度为 100%，敏感度为 86%。

（四）其他的临床 EVLW 评价方法

临床中我们也常借助于各种影像学的方法来评价 EVLW。胸部 X 线片是常用的一种方法，但只有当 EVLW 较多时才能有所异常，且不能进行量化测定。肺 CT 检查优于胸部 X 线片，但需将重症患者转运至 CT 室进行检查，且反复的 CT 检查可导致放射性暴露风险增加。许多研究表明核磁共振成像和正电子发射断层显像（PET）与比重法有较好的相关一致性，尤其后者更是对 1 ml 的肺水变化也能准确测定，但两者价格均较为昂贵，限制了其推广应用。有研究表明电阻抗断层显像（EIT）与双指示剂稀释法测量有较好的相关一致性；其优势在于其便携性，可在床边操作。此外随着超声技术的发展，有研究表明超声检查下出现 B 线则考虑患者存在 EVLW 增多，其敏感度为 97%，特异度为 95%，其缺点仍是不能对 EVLW 进行量化测定，但可作为 EVLW 含量动态监测的无创方法。

五、展望

　　尽管患者存在肺灌注不足或肺水肿等病理生理学改变时，现有的测量方法可能会导致 EVLW 测量值的偏倚。但单指示剂热稀释法测量已经被临床广泛应用，其与比重法的相关一致性也得到了认可，这就为以后进一步开展 EVLW 的相关临床研究奠定了方法学基础。对于 ARDS 患者肺损伤生理学指标、生物标记物等与 EVLW 的相关性有待于更合理设计的前瞻性对照研究来考证。相信随着单指示剂稀释法的不断改进或其他血管外肺水评价方法的进步，EVLW 的临床价值会得到更进一步的体现。

参考文献

[1] Fernández-Mondéjar E, Castaño-Pérez J, Rivera-Fernández R, et al. Quantification of lung water by transpulmonary thermodilution in normal and edematous lung. J Crit Care, 2003, 18 (4): 253-258.

[2] Snashall PD, Keyes SJ, Morgan BM, et al. The radiographic detection of acute pulmonaryoedema. A comparison of radiographic appearances, densitometry and lungwater in dogs. Br J Radiol, 1981, 54 (640): 277-288.

[3] Effros RM, Pornsuriyasak P, Porszasz J, et al. Indicator dilution measurements of extravascular lung water: basic assumptions and observations. Am J Physiol Lung Cell MolPhysiol, 2008, 294 (6): L1023-L1031.

[4] Eisenberg PR, Hansbrough JR, Anderson D, et al. A prospective study of lung water measurements during patient management in anintensive care unit. Am Rev Respir Dis, 1987, 136 (3): 662-668.

[5] Mitchell JP, Schuller D, Calandrino FS, et al. Improved outcome based on fluid management in critically ill patients requiring pulmonary artery catheterization. Am Rev Respir Dis, 1992, 145 (5): 990-998.

[6] Sakka SG, Rühl CC, Pfeiffer UJ, et al. Assessment of cardiac preload and extravascularlung water by single transpulmonary thermodilution. Intensive Care Med, 2000, 26 (2): 180-187.

[7] Pearce ML, Yamashita J, Beazell J. Measurement of pulmonary edema. Circ Res, 1965, 16: 482-488.

[8] Berkowitz DM, Danai PA, Eaton S, et al. Accurate characterization of extravascular lung water in acute respiratory distress syndrome. Crit Care Med, 2008, 36 (6): 1803-1809.

[9] Lewis FR, Elings VB, Hill SL, et al. The measurement of extravascular lung water by thermal-green dye indicator dilution. Ann N Y Acad Sci, 1982, 384: 394-410.

[10] Phillips CR, Chesnutt MS, Smith SM. Extravascular lung water insepsis-associated acute respiratory distress syndrome: indexing with predictedbody weight improves correlation with severity of illness and survival. Crit Care Med, 2008, 36 (1): 69-73.

[11] Calfee CS, Matthay MA. Nonventilatory treatments for acute lung injuryand ARDS. Chest, 2007, 131 (3): 913-920.

[12] Katzenelson R, Perel A, Berkenstadt H, et al. Accuracy of transpulmonary thermodilution versus gravimetric measurement of extravascular lung water. Crit Care Med, 2004, 32 (7): 1550-1554.

[13] Kirov MY, Kuzkov VV, Kuklin VN, et al. Extravascular lung water assessed by transpulmonary single thermodilution and postmortem gravimetry in sheep. Crit Care, 2004, 8 (6): R451-R458.

[14] Kirov MY, Kuzkov VV, Fernandez-Mondejar E, et al. Measuring extravascular lung water: animals and humans are not the same. Crit Care, 2006, 10 (4): 415.

[15] Rossi P, Wanecek M, Rudehill A, et al. Comparison of a single indicator and gravimetric

technique for estimationof extravascular lung water in endotoxemic pigs. Crit Care Med, 2006, 34 (5): 1437-1443.

[16] Michard F, Schachtrupp A, Toens C. Factors influencing the estimation of extravascular lung water by transpulmonary thermodilution in critically ill patients. Crit Care Med, 2005, 33 (6): 1243-1247.

[17] Schreiber T, Hüter L, Schwarzkopf K, et al. Lung perfusion affects preload assessment andlung water calculation with the transpulmonary double indicator method. Intensive Care Med, 2001, 27 (11): 1814-1818.

[18] Oppenheimer L, Elings VB, Lewis FR. Thermal-dye lung water measurements: effects of edema and embolization. J Surg Res, 1979, 26 (5): 504-512.

[19] Beckett RC, Gray BA. Effect of atelectasis and embolization on extravascular thermal volume of the lung. J Appl Physiol Respir Environ Exerc Physiol, 1982, 53 (6): 1614-1619.

[20] Effros RM. Lung water measurements with the mean transit time approach. Jappl Physiol (1985), 1985, 59 (3): 673-683.

[21] Roch A, Michelet P, Lambert D, et al. Accuracy of the double indicator method for measurement of extravascular lung water depends on the type of acute lung injury. Crit Care Med, 2004, 32 (3): 811-817.

[22] Fernández-Mondéjar E, Rivera-Fernández R, García-Delgado M, et al. Small increases in extravascular lungwater are accurately detected by transpulmonary thermodilution. J Trauma, 2005, 59 (6): 1420-1423.

[23] Myers JC, Reilley TE, Cloutier CT. Effect of positive end-expiratorypressure on extravascular lung water in porcine acute respiratory failure. Crit Care Med, 1988, 16 (1): 52-54.

[24] Ruiz-Bailén M, Fernández-Mondéjar E, Hurtado-Ruiz B, et al. Immediate application of positive-end expiratory pressure is more effectivethan delayed positive-end expiratory pressure to reduce extravascular lung water. Crit Care Med, 1999, 27 (2): 380-384.

[25] Fernández Mondéjar E, Vazquez Mata G, Cárdenas A, et al. Ventilation with positive end-expiratory pressurereduces extravascular lung water and increases lymphatic flow in hydrostaticpulmonary edema. Crit Care Med, 1996, 24 (9): 1562-1567.

[26] Roch A, Michelet P, D'Journo B, et al. Accuracy and limits of transpulmonary dilution methods in estimating extravascular lung water after pneumonectomy. Chest, 2005, 128 (2): 927-933.

[27] Naidu BV, Dronavalli VB, Rajesh PB Measuring lung water followingmajor lung resection. Interact Cardiovasc Thorac Surg, 2009, 8 (5): 503-506.

[28] Martin GS, Eaton S, Mealer M, et al. Extravascular lung water inpatients with severe sepsis: a prospective cohort study. Crit Care, 2005, 9 (2): R74-R82.

[29] Kuzkov VV, Kirov MY, Sovershaev MA, et al. Extravascular lung water determined with single transpulmonary thermodilution correlates with the severity of sepsis-induced acute lung injury. Crit Care Med, 2006, 34 (6): 1647-1653.

[30] Mutoh T, Kazumata K, Ajiki M, et al. Goal-directed fluid management by bedside transpulmonary hemodynamic monitoring after subarachnoid hemorrhage. Stroke, 2007, 38 (12): 3218-3224.

[31] Sandham JD, Hull RD, Brant RF, et al. A randomized, controlled trial of the use of pulmonary-artery catheters inhigh-risk surgical patents. N Engl J Med, 2003, 348 (1): 5-14.

[32] Sakka SG, Klein M, Reinhart K, et al. Prognostic value of extravascular lung water in critically ill patients. Chest, 2002, 122 (6): 2080-2086.

[33] Lange NR, Schuster DP. The measurement of lung water. Crit Care, 1999, 3: R19-R24.

[34] Kunst PW, VonkNoordegraaf A, Raaijmakers E, et al. Electrical impedance tomography in the assessment of extravascular lung water in noncardiogenic acuterespiratory failure. Chest, 1999, 116 (6): 1695-1702.

[35] Lichtenstein DA Mezière GA. Relevance of lung ultrasound in the diagnosis of acute respiratory failure: The BLUE protocol. Chest, 2008, 134 (1): 117-125.

动脉血气分析判读

李海潮
北京大学第一医院

第 **15** 章

动脉血气分析（arterial blood gas，ABG）是临床常用的辅助检查，主要用于各种原因所致低氧血症和酸碱失衡的诊断和分析，对 ABG 的检查结果进行准确判读具有重要的临床意义

一、低氧血症及其发生机制的初步判断

1. 低氧血症的诊断和严重程度判断　ABG 是判断患者是否存在低氧血症的主要依据。动脉氧分压（PaO_2）的正常参考值随年龄而变［可参考公式：$PaO_2 = 100 - (0.33×年龄) ±5$ mmHg］（1 mmHg = 0.133 kPa）。一般来讲，青年人 $PaO_2 > 90$ mmHg，老年人（年龄 > 60 岁）约为 80 mmHg，并随年龄进一步增加而有所下降，但不能低于 70 mmHg。低于参考值即可判断该患者存在低氧血症。$PaO_2 < 60$ mmHg 为呼吸衰竭的诊断标准，单纯低氧血症为 I 型呼吸衰竭，伴动脉二氧化碳分压（$PaCO_2$）≥50 mmHg，为 II 型呼吸衰竭。$PaCO_2$ 和肺泡通气量呈反比，当患者 $PaCO_2 > 50$ mmHg 时，肺泡通气量的下降将使 $PaO_2 < 60$ mmHg。ABG 出现 $PaO_2 > 60$ mmHg 和 $PaCO_2 > 50$ mmHg 并存的情况，可能原因为 II 型呼吸衰竭患者接受了氧疗，或是检验有误。

接受氧疗的患者，常采用氧合指数（PaO_2/FiO_2）对低氧血症的程度进行判断。根据 2012ARDS 新的柏林标准，轻度 ARDS 的标准为氧合指数 < 300 mmHg。

2. 低氧血症发生机制的初步判断　呼吸系统疾病是引起低氧血症最常见的病因，而心脏解剖性分流（右向左分流的先天性心脏病）、机体氧耗量增加等情况也可造成低氧血症，在分析呼吸系统疾病所致低氧血症的机制前首先应该排除上述原因。

呼吸系统疾病所致低氧血症的病理生理机制包括：肺泡通气量下降，通气/血流（V/Q）比例失衡，弥散功能障碍和动静脉分流。除第 1 种情况为肺泡通气量下降外，后 3 种情况均为肺换气功能障碍。通过对动脉血气参数的分析，结合临床氧疗效果的观察，可对低氧血症的发生机制进行简单判断，以指导临床治疗。

在确定患者存在低氧血症后，首先观察 $PaCO_2$。若 $PaCO_2$ 增加，说明患者存在肺泡通气量下降，主要见于重症慢性阻塞性肺疾病、支气管哮喘、膈肌疲劳或瘫痪等。当 $PaCO_2$ 正常或下降时，主要见于换气功能障碍，此时可给予患者氧疗，观察 PaO_2（或 SaO_2）的改善情况，从鼻导管低流量吸氧开始，若效果欠佳则可更换吸入氧浓度更高的面罩吸氧（严重低氧血症时可使用吸入氧浓度接近 100% 的无重复呼吸面罩，或称储氧面罩）。若低氧血症迅速改善，则可能机制为 V/Q 比例失衡或弥散功能障碍。前者的常见病因有慢性阻塞性肺疾病（V/Q 比例紊乱，即不同部位的 V/Q 有高有低）、支气管哮喘等气道病变，肺炎、肺不张等肺实质病变（V/Q 比例 < 0.8），肺栓塞等肺

血管病变（V/Q 比例>0.8）。后者常见于弥漫性肺间质病变（弥散膜厚度增加），阻塞性肺气肿、大量胸腔积液或气胸等（弥散面积减少）。

若高浓度氧疗后低氧血症不能明显改善，则应考虑患者存在分流的情况，即来自肺动脉的静脉血在经过病变部位时没有发生气体交换，仍为静脉血。此时的临床特征为顽固性低氧血症。典型的疾病为急性呼吸窘迫综合征（acute respiratory distress syndrome，ARDS）、大面积肺炎、急性大面积肺不张、急性心源性肺水肿等。各种原因所致严重肺水肿（ARDS——非心源性肺水肿和心源性肺水肿）因为透明膜形成和/或肺泡内液体增加，常常被理解为弥散功能障碍。此时，出现上述病生理异常的患者，常常有大面积肺泡萎陷，即病变部位没有通气，但血流仍存在，因此，该情况更符合分流。

临床上不同的患者可能存在多种低氧血症的发生机制。肺泡通气量下降可合并换气障碍。此时可通过 $PaCO_2$ 升高判断患者存在肺泡通气量下降。然后观察肺泡动脉氧分压差（DA-aO_2）。单纯肺泡通气量下降而不合并换气障碍的情况下，DA-aO_2 正常。若合并 DA-aO_2 增加，提示患者同时存在换气障碍（图 15-1）。

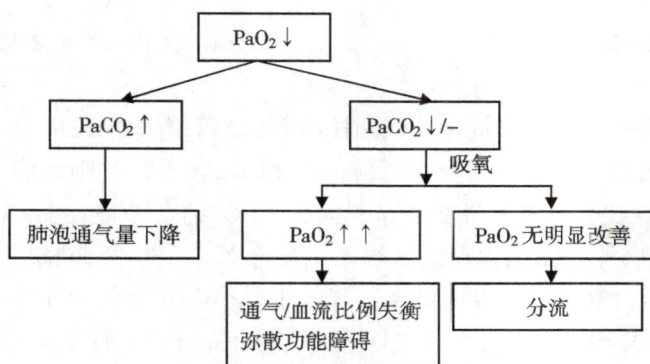

图 15-1　低氧血症机制分析流程

低氧血症的机制分析对临床选择治疗策略具有重要意义，如同为换气功能障碍所致低氧血症，若为 V/Q 比例失衡或弥散功能障碍，通过合理的氧疗即可纠正患者的低氧血症。而一旦判断为分流，则应尽快明确原发病的病因，并进行相关的病因治疗。如阻塞性肺不张需要积极解除梗阻，ARDS 或严重的心源性肺水肿则应尽快进行机械通气，以降低分流率，从而改善氧疗的效果。

二、酸碱失衡的判断

酸碱失衡是危重症患者经常出现的内环境紊乱的表现。酸碱失衡包括 4 种基本类型，即代谢性酸中毒（代酸）、呼吸性酸中毒（呼酸）、代谢性碱中毒（代碱）、呼吸性碱中毒（呼碱）。上述酸碱失衡可以单独发生，也可以合并存在，但是呼酸和呼碱不能同时合并。对于酸碱失衡的判断需要结合 ABG 和血电解质的检查结果。

虽然 ABG 检查结果中的参数较为复杂，但在进行酸碱失衡判断时经常利用到的核心参数是：pH、$PaCO_2$、HCO_3^- 和阴离子间隙（anion gap，AG）。酸碱失衡时这些参数及其主要关系如下。

1. 呼酸时 $PaCO_2$ 和 pH 变化之间的关系　根据发生的急缓分为急性呼酸和慢性呼酸，可通过 $\Delta PaCO_2$ 和 ΔpH 的比例来判断。若 $\Delta PaCO_2/\Delta pH$ 为 10/0.08 则为急性呼酸，若为 10/0.03 则为慢性呼酸。0.08~0.03，则为从急性呼酸向慢性呼酸过渡阶段。若超出该范围，提示患者合并代谢性的酸碱平衡紊乱，若>0.08 为合并代酸，<0.03 为合并代碱。

2. 代酸时的 AG 水平及其和 HCO$_3^-$之间的关系　根据 AG 是否增高，可将代酸分为高 AG 代酸和正常 AG 代酸。AG = Na$^+$ −（Cl$^-$ + HCO$_3^-$）。其正常上限为 16 mmol/L，AG 超过上限提示为高 AG 代酸，AG 正常则为正常 AG 代酸。因为 AG 增高的部分为酸性离子，作为缓冲对中的碱性离子，HCO$_3^-$将与其中和，以缓冲 pH 的变化。因此，单纯的高 AG 代酸，ΔHCO$_3^-$ = ΔAG（图 15-2）。正常 AG 代酸时，ΔHCO$_3^-$ = ΔCl$^-$（图 15-3）。故正常 AG 代酸又称高氯代酸。

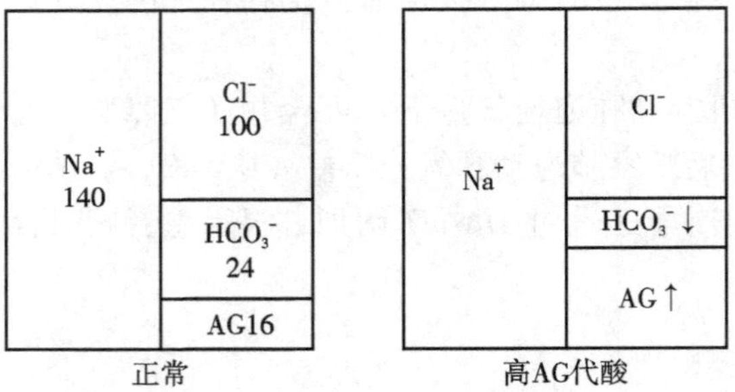

图 15-2　高 AG 代酸时的离子关系

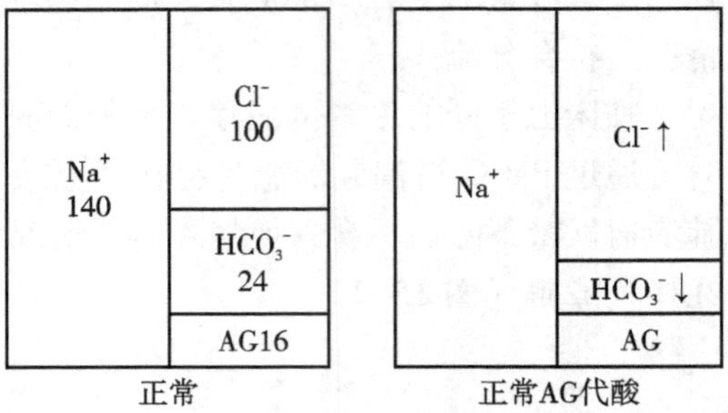

图 15-3　正常 AG 代酸时的离子关系

ΔHCO$_3^-$和 ΔAG 之间的关系对于混合性代谢性酸碱失衡的判断至关重要。若 ΔHCO$_3^-$<ΔAG，则说明存在 HCO$_3^-$原发性增加的情况，即合并代碱；若 ΔHCO$_3^-$>ΔAG，则说明存在 HCO$_3^-$原发性下降的情况，即合并正常 AG 代酸。需要说明的是，因为 HCO$_3^-$的参考值存在±3 mmol/L 的变化区间，因此计算的结果也要将这种变化包含在内。举例：某患者 AG 为 26 mmol/L，其 ΔAG 为 26−16 = 10。则相应的 HCO$_3^-$预计值应为 24 − 10 = 14 mmol/L，其范围为（14±3）mmol/L，即 11 ~ 17 mmol/L。若实测 HCO$_3^-$<11 mmol/L，则说明患者存在引起 HCO$_3^-$原发性下降的因素，即正常 AG 代酸，若实测 HCO$_3^-$>17 mmol/L，则说明患者存在引起 HCO$_3^-$原发性增加的因素，即存在代碱。

3. 代酸时 PaCO$_2$的代偿性变化　代酸时，PaCO$_2$将出现代偿性变化，该变化发生迅速，且 PaCO$_2$和 HCO$_3^-$之间呈线性关系，其代偿公式为 PaCO$_2$预计值 =（1.5×HCO$_3^-$）+（8±5）。若实测 PaCO$_2$和根据 HCO$_3^-$计算的预计值相吻合，说明 PaCO$_2$的变化是对 HCO$_3^-$变化的代偿。若超出预计值范围，若较预计值升高，说明合并呼酸，若较预计值下降，则说明合并呼碱。举例：某患者存在代酸，其 HCO$_3^-$为 10 mmol/L，则 PaCO$_2$的预计值为 10×1.5+8 = 23，故 PaCO$_2$的代偿应在（23±5）mmHg 的范围内，即 18 ~ 28 mmHg。若 PaCO$_2$ < 18 mmHg，则说明合并呼碱，若 PaCO$_2$ > 28 mmHg，则说明合并呼酸。

下面是临床较为实用的酸碱失衡判断六步法，对于临床上大部分酸碱失衡情况可进行判断。其中涉及的计算和原理在上文均有涉及。

第 1 步：通过 pH 判断有无酸碱失衡

pH<7.35：存在酸血症（酸中毒）

pH>7.45：存在碱血症（碱中毒）

（注：若 pH 正常，则情况相对复杂，可能无酸碱失衡，也可能为代偿性酸碱失衡或混合型酸碱失衡。此时可结合患者的原发疾病进行第 2 步的判断，即初步判断其主要问题是代谢性因素还是呼吸性因素。若患者可能存在多种类型的酸碱失衡，而呼吸因素不明显，常常需要考虑存在高 AG 代酸的可能，可直接进行第 4 步，计算 AG。）

第 2 步：判断影响酸碱失衡的主要因素是呼吸还是代谢

通过观察 $PaCO_2$ 和 HCO_3^- 变化和 pH 的关系，影响 pH 结果的即为原发性因素。

$PaCO_2$ 决定了 pH 的变化，为呼吸因素：即→第 3 步

HCO_3^- 决定了 pH 的变化，为代谢因素：即→第 4 步

（注：因为呼吸和代谢因素互为代偿，因此，单一酸碱失衡时，无论哪种类型，$PaCO_2$ 和 HCO_3^- 均呈同向变化，哪个参数决定了 pH 的结果，就是该因素造成的酸碱失衡。举例，若 $PaCO_2$ 和 HCO_3^- 均增高，而 pH 也增高，则可确定为代碱，pH 若下降，则可确定为呼酸。同理，若 $PaCO_2$ 和 HCO_3^- 均下降，而 pH 也下降，则可确定为代酸，若 pH 升高，则可确定为呼碱。）

第 3 步：判断呼吸性酸中毒是急性还是慢性

若 $\Delta PaCO_2 : \Delta pH = 10\ mmHg : 0.08$ 为急性呼酸

若 $\Delta PaCO_2 : \Delta pH = 10\ mmHg : 0.03$ 为慢性呼酸

第 4 步：判断代谢性酸中毒的类型

检查或计算 AG，

若 AG 增加：为高 AG 代酸

若 AG 正常：为正常 AG 代酸（高氯代酸）

（注：AG 除包括磷酸根、硫酸根、酮体、乳酸等酸性代谢产物外，还包括白蛋白。因为白蛋白是 AG 的重要组成成分，因此当患者出现低蛋白血症时，可造成 AG 计算误差。此时应根据血清白蛋白水平对 AG 进行纠正，血清白蛋白每下降 10 g/L，AG 下降 2.5 mmol/L。）

第 5 步：判断高 AG 代酸是否合并存在其他代谢紊乱

若 $\Delta HCO_3^- = \Delta AG$：为单纯高 AG 代酸

若 $\Delta HCO_3^- < \Delta AG$：为合并代碱

若 $\Delta HCO_3^- > \Delta AG$：为合并正常 AG 代酸

第 6 步：判断呼吸对代谢紊乱的代偿情况

代酸时 $PaCO_2$ 和 HCO_3^- 之间存在线性关系：$PaCO_2$ 预计值 = （$1.5 \times HCO_3^-$）+ （8 ± 5）

若 $PaCO_2 >$ 预计值：为合并呼酸

若 $PaCO_2 <$ 预计值：为合并呼碱

酸碱失衡的判断是重要的临床基本功，对其类型的准确判断关系到酸碱失衡治疗策略的选择，需要结合临床情况进行决策。如同样为高 AG 代酸，若 AG 的增高是由于中间代谢产物的堆积，如糖尿病酮症酸中毒，或是休克所致乳酸酸中毒，则其原发病治疗对于纠正酸中毒极为重要，分别为补充小剂量胰岛素纠正脂肪代谢紊乱或是进行液体复苏纠正无氧代谢。其补碱的适应证为 pH<7.1，因此补充碱性药物不应积极。若为终末代谢产物堆积，则应积极纠正酸中毒，如尿毒症所致代酸，出现酸中毒时即应补充碳酸氢钠。

参考文献

［1］Rodríguez-Roisin R，Roca J. Mechanisms of hypoxemia. Intensive Care Med，2005，31：1017.

［2］Williams AJ. ABC of oxygen：assessing and interpreting arterial blood gases and acid-base balance. BMJ，1998，317（7167）：1213-1216.

肺功能测定及临床应用

第**16**章

王浩彦
首都医科大学附属北京友谊医院

　　肺功能测定是检测肺的功能状态的一种无创的方法，反映了呼吸系统疾病或非呼吸系统疾病对肺造成的损害，因此，肺功能测定在疾病诊断、病情和风险评估、治疗评价等方面具有重要的意义。与心功能、肝肾功能测定不同，肺功能测定需要受试者很好的配合，才能比较真实地反映肺功能的状态，因此，肺功能室的操作人员首先要告知受试者如何配合。特别是在做用力肺活量（forced vital capacity，FVC）测定时，受试者应：最大吸气、暴发性呼气、充分呼气至不能呼出气体（容积变化<0.025 L）或持续 6 s 以上，要避免口嘴周围漏气。临床医师在分析肺功能报告之前，一定要看容积-时间曲线（volume-time curve）或最大流速-容积环（maximal flow-volume loop），评估受试者配合的好坏，在此基础上再判断呼吸功能是否正常。

一、评估呼吸曲线

　　正常的容积-时间曲线是呼气起步迅速（后推容积 back extrapolation volume<5% FVC 或 <0.150 L）、曲线光滑、最后出现平台（图 16-1）。正常的最大流速-容积环应该见到呼气起步迅速、呼气峰值尖锐圆滑，并且靠近最大吸气位、曲线光滑、呼气终了时凹面向上、无漏气（图16-2）。延迟起步、未出现呼气峰值、曲线有干扰或未出现呼气平台等均是不符合要求的（图 16-3，图 16-4）。

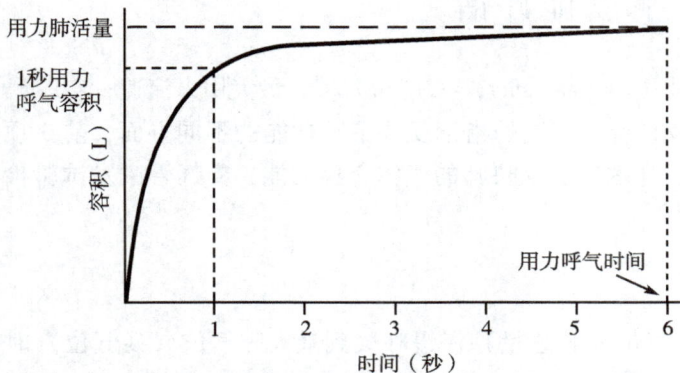

图 16-1　正常容积-时间曲线

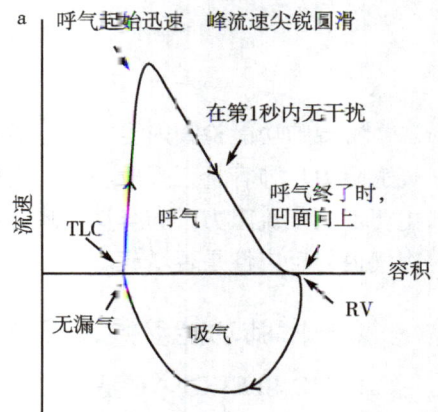

图 16-2　正常的最大流速-容积环

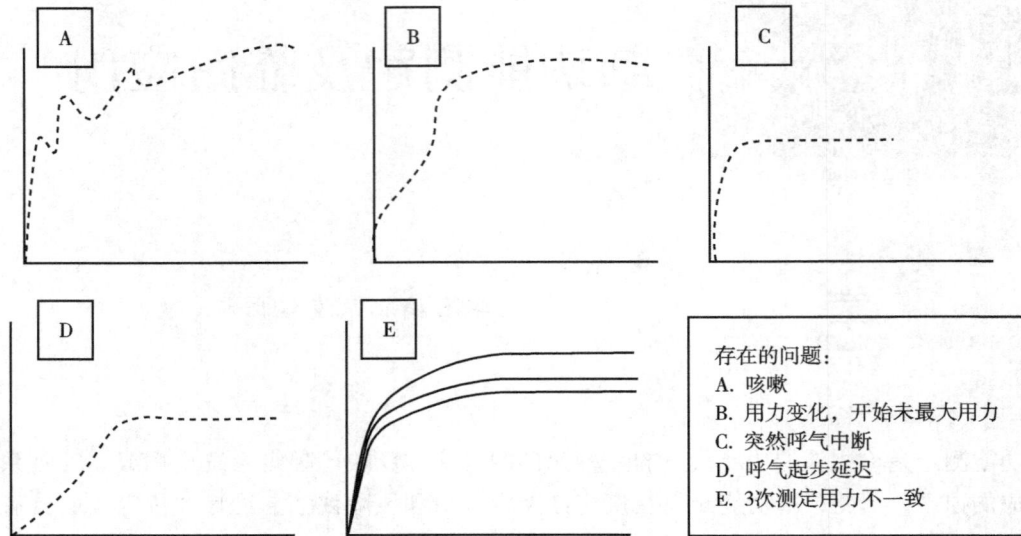

图 16-3　流速-时间曲线不符合质量要求

存在的问题：
A. 咳嗽
B. 用力变化，开始未最大用力
C. 突然呼气中断
D. 呼气起步延迟
E. 3次测定用力不一致

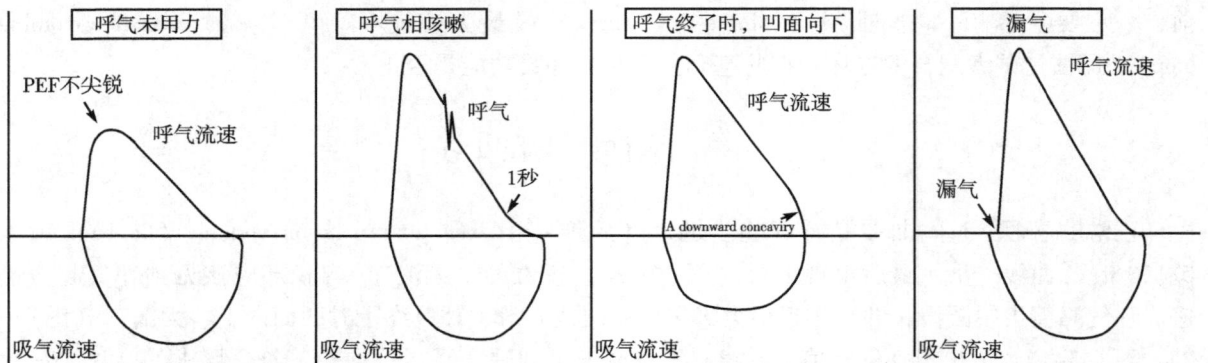

图 16-4　最大流速-容积环不符合质量要求

二、肺功能评估

常规肺功能检查内容主要包括：肺活量（vital capacity，VC）和 FVC、最大用力流速-容积环、气道阻力、肺容量、弥散功能、支气管激发试验。不同的指标反映了肺功能的不同方面，前 3 项主要反映气流阻力，肺容量反映肺的容量，弥散功能反映肺的气体交换功能，支气管激发试验检查气道的反应性是否增高。

（一）肺功能参数及正常值

1. VC 和 FVC　VC 是受试者从最大吸气位（肺总量）慢慢呼气到最大呼气位（残气位）时所能呼出的气体容积。VC 具有可重复性和相对的敏感性，但无特异性，因为 VC 降低可见于限制性肺疾病［肺总量（total lung capacity，TLC）减小］或阻塞性肺疾病。如果用力以最快的速度进行呼气，就得出呼出气容积与时间的关系曲线，此时全部呼出的气体即是 FVC。与时间有关的参数包括 1 秒用力呼气容积（Forced expiratory volume in one second，FEV₁），是指第 1 秒钟呼出的气体容积。平均用力呼气流速（forced expiratory flow，FEF）是指呼出 25%VC 至 75%VC 之间的呼气流速（FEF 25%~75%）。对于测定的结果主要是根据个体的预计值进行判断。正常标准：VC>80% 的 VC 预计值；FVC>80% 的 FVC 预计值；FEV₁>80% 的 FEV₁ 预计值；FEV₁/FVC%>80%；FEF 25%~75%，由于生物变异性大，正常应>50% 的 FEF 25%~75% 预计值。

2. 最大流速-容积环 在测定 FVC 时同时记录呼气和吸气流速可得出最大流速-容积环。观察呼气和吸气曲线可直观地分析患者配合好坏、气流受限的程度及部位（上气道或下气道）。曲线的形状与肺功能测定的数值应该是一致的。

3. 呼气高峰流速（PEF） PEF 可用峰流速仪测定，通过早晚测定，来反映 1 d 内气流受限的可变性（变异率），这是哮喘的特点之一。临床上主要用于哮喘患者的自我监测以指导治疗，一般晚上的 PEF 要高于清晨的 PEF，建议患者自测 PEF 是晚上睡觉前的最后一件事和早晨起床的第一件事。PEF 变异率>20% 为异常。

$$PEF \text{ 变异率} = \frac{PEF \text{ 最大值（晚）} - PEF \text{ 最小值（早）}}{PEF \text{ 最大值（晚）}} \times 100\%$$

4. 气道阻力（Raw） 主要是用体积描记法测定 Raw，正常值=0.6~2.4 cmH₂O/（L·sec），气道传导率（Gaw）是 Raw 的倒数，即 Gaw=1/Raw，正常值=0.42-1.67 L/（sec·cmH₂O），比气道传导率（SGaw）为 Gaw 除以肺容积，以排除肺容积对气流阻力的影响，临床上，一般用 SGaw 来评价气道阻力，<0.1~0.15 L/（sec·cm H₂O·L）提示气流阻力增加。

强迫震荡技术（forced oscillation technique，FOT）近 20 年在国内广泛应用，它具有操作方便、患者自然呼吸的优点，因此可用于小儿、危重症等患者，通过对呼吸波的频谱分析得出总气道阻力（R5）、中心气道阻力（R20）、周边弹性阻力及共振频率等。

5. 肺容量 肺容量测定的内容包括 4 个容积和 4 个容量：潮气容积（tidal volume，TV）、补吸气容积（inspi-ratory reserve volume，IRV）、补呼气容积（expiratory reserve volume，ERV）、残气容积（residual volume，RV）、深吸气量（inspiratory capacity，IC）、VC、功能残气量（functional residual capacity，FRC）、TLC，容量是由 2 个以上的容积组成的（图 16-5）。肺量计可测量 FVC，但不能测出 RV 或者 TLC，体积描记法是测量肺容量的最精确的方法。肺容量的正常预计值变化较大，正常 TLC=预计值的 80%~120%，正常 RV=预计值的 75%~120%。TLC 增大提示肺过度充气（hyperinflation），RV 增高提示气体陷闭（air trapping），RV/TLC>40% 提示气体陷闭和肺气肿，TLC 减小提示限制性通气功能障碍。

6. 弥散功能 弥散是一个被动过程，其结果使不同浓度的分子最终达到平衡。O₂ 从肺泡进入血管需经过肺泡表面层-肺泡上皮-基底膜-间质-毛细血管内皮，最后还需进入红细胞才完成弥散的过程。健康人的肺泡-毛细血管膜厚度为 0.1 μm。影响气体弥散的因素主要包括肺泡膜和肺毛细血管血容量。

测定方法中，以单次呼吸法应用最广。试验中，受

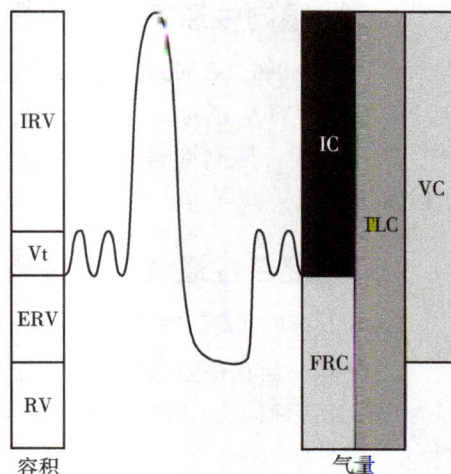

注：IRV，补吸气容积；Vt，潮气量；ERV，补呼吸容积；RV，残气容积；IC，深吸气量；FRC，功能残气量；TLC，肺总量；VC，肺活量

图 16-5 肺容量

试者先呼气至 RV，然后快速吸入由 21%O_2、10%He、0.3%CO 和平衡 N_2 构成的混合气体至 TLC（4 s 内吸入>85%的 VC），屏气（10±2）s，在这期间 CO 弥散至毛细血管，随后将气体充分呼出（<4 s）。根据肺泡容积（VA）、屏气时间、最初和最终 CO 浓度算出总弥散量（DL_{CO}）。正常成人休息状态下，单次呼吸法测得的 DL_{CO} 约 25ml CO/（min·mmHg），正常应>DL_{CO} 预计值的 80%。多种因素可影响 DL_{CO}，故测定结束后应做血红蛋白和肺泡通气量（VA）校正，经 VA 校正后的 DL_{CO} 为弥散系数（transfer coefficient of the lung，DL_{CO}/VA 或 KCO），正常 KCO 应>80%的预计 KCO。

（二）阻塞性通气功能障碍

1. FEV_1 和 FVC 不成比例的减少，即：FEV_1/FVC%<70%是诊断阻塞性通气功能障碍的主要依据。有些慢阻肺患者，由于在测定 FVC 时胸内压增大使部分小气道闭塞，气体陷闭，造成 FVC 减小，结果出现 FEV_1/FVC%>70%，此时，可通过计算 FEV_1/VC%来评估气流阻塞。用 FEV_1/FVC%<70%的标准来判断是否有气流阻塞，对于 40 岁以上的男性或 50 岁以上的女性，会有假阳性，诊断老年不吸烟的男性为慢阻肺可造成过度诊断。

2. 早期小气道阻力增高时，FEF 25%~75%减少，但并无特异性。

3. 气流阻力增高，SGaw<0.1~0.15 L/（sec·cmH_2O·L）。在临床上，气流阻力很少用来诊断阻塞性通气功能障碍，它对于发现胸外气道或胸内大气道的阻塞比小气道敏感，还可用于不能很好配合做 FVC 的患者。

4. RV/TLC>40%提示气体陷闭和肺气肿，这是阻塞性通气功能障碍的后果。此外，VC>FVC 也提示气体陷闭（正常两者相差<0.2 L）。

5. 最大流速-容积环呼气流速下降提示气流阻力增加，分析呼气流速和吸气流速的形状还有助于鉴别气道阻塞的部位（图 16-6）。

6. 临床上，阻塞性通气功能障碍主要见于慢性阻塞性肺疾病（chronic obstructive pulmonary diseases，COPD）、哮喘等疾病。

（三）限制性通气功能障碍

1. TLC<80%TLC 预计值是诊断限制性通气功能障碍的主要依据。

2. FEV_1/VC%正常，VC%降低可能提示限制性通气功能障碍，但需要排除受试者配合不好。

3. 临床上，限制性通气障碍见于：肺间质疾病、肺部较大的肿瘤、肺叶切除、胸膜疾病、腹水以及呼吸肌力减弱等。

（四）混合性通气功能障碍

1. 同时存在 FEV_1/VC%<70%和 TLC<80%预计值可诊断混合性通气功能障碍。

2. 注意：当存在阻塞性通气功能障碍时，VC%不能用来判断是否存在限制性通气功能障碍，因为当存在气流阻力增加时，RV 增加，如果 TLC 没有增加，结果就会出现 VC 下降（TLC=VC+RV）。

（五）弥散功能障碍

1. DL_{CO}<80%预计值是诊断总弥散量（肺泡膜和肺毛细血管血容量）下降的主要依据。KCO<80%预计值提示肺泡弥散量下降。

2. DL_{CO} 敏感性高但特异性低。DL_{CO} 减低常见于间质性肺疾病，如特发性间质性肺炎、结节

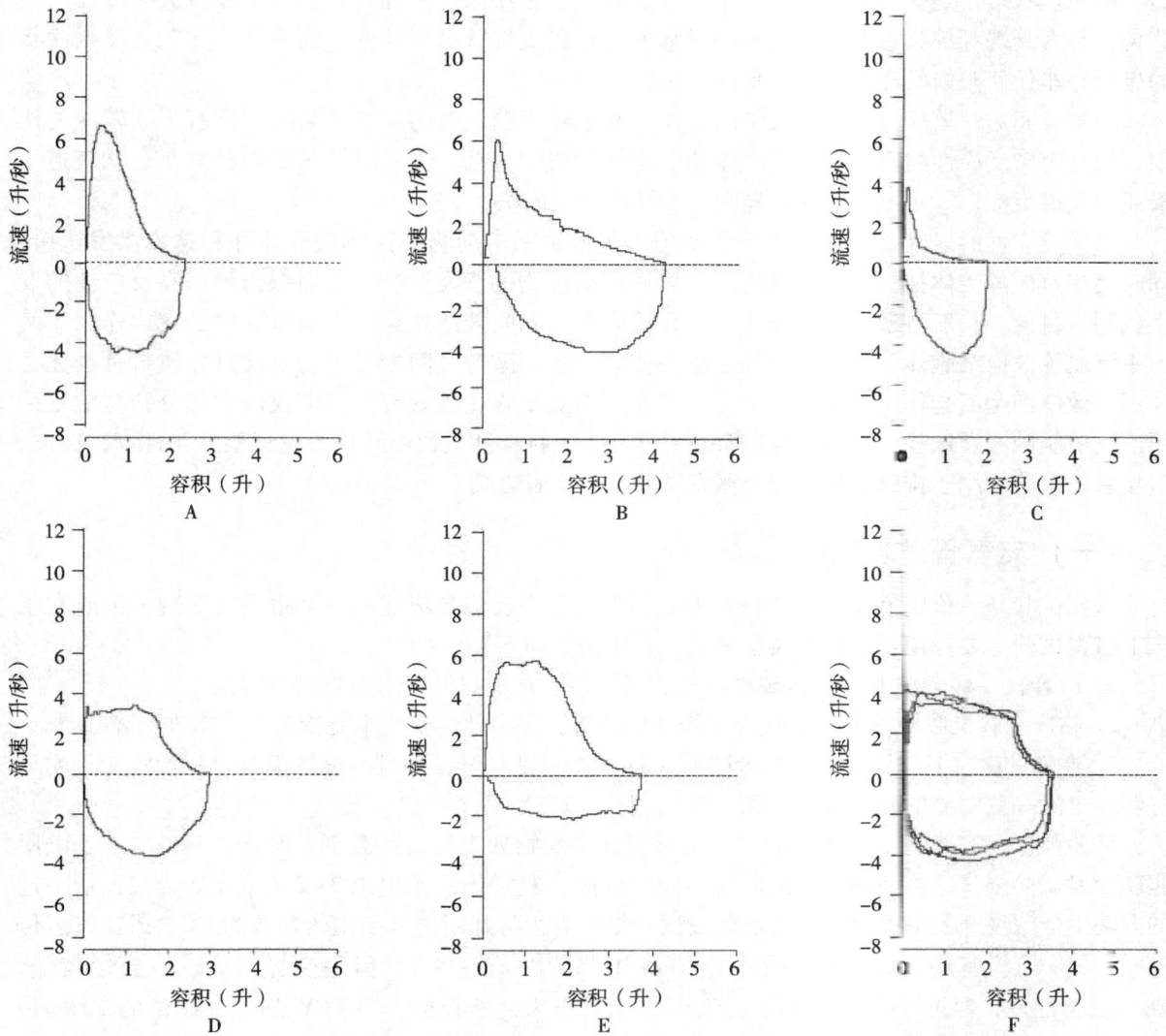

图 16-6　A，正常最大流速-容积环；B，中度阻塞性通气功能障碍；C，重度阻塞性通气功能障碍；D，胸腔内可变性上气道阻塞；E，胸腔外可变性上气道阻塞；F，固定的上气道阻塞

病、结缔组织病引起的肺损害等；有毒气体或有机粉尘的吸入能引起肺泡炎症，使 DL_{CO} 降低；正常肺组织减少如肺叶切除、肿瘤占位、肺水肿也使 DL_{CO} 下降；放射治疗或其些药物（如胺碘酮）可引起肺间质纤维化，使 DL_{CO} 减低；阻塞性肺气肿由于肺泡和肺毛细血管的破坏，使气体交换面积减少，并且因肺泡对终末细支气管的支持作用的减弱，气道阻力增高，气本陷闭，导致通气/血流比例失衡，DL_{CO} 减低。因此，DL_{CO} 可用来帮助鉴别肺气肿和慢性气管炎及哮喘患者，慢性气管炎或哮喘的早期没有肺组织的破坏，DL_{CO} 正常。另外，肺血管疾病如肺栓塞、肺动脉高压患者的 DL_{CO} 通常降低。

三、气道高反应性

支气管反应性是指当气道遇到非敏感的物理或化学刺激物时，发生收缩的现象。这是机本正常的生理反射，其作用可能是匹配通气与血流或防止吸入的有毒物质进入肺实质。气道高反应性是一种病理状态，是支气管哮喘的一个很重要特点。近年来的研究发现，过敏性鼻炎、慢性支气管炎、心力衰竭等部分患者，甚至一些正常人也存在支气管高反应性，而一些有支气管哮喘症状的患者并非任何时候都存在支气管高反应性。

尽管人们对气道反应性做了大量的工作，并且对哮喘患者的支气管高反应性有了比较深的认识，但气道高反应性的机制尚未完全阐明。可能的机制包括：①气道的基础口径减小；②气道平滑肌和气道炎症；③自主神经调节异常；④气道内皮损伤。

气道反应性的研究是用许多化学或物理的刺激物来对动物或人体进行体外和体内激发试验，同时用相对应的受体拮抗剂预先处理后，再进行刺激物的激发试验，从而探讨气道高反应性的发生机制。目前，一般将激发物分为2种：直接激发物和间接激发物。直接激发物是直接作用于气道平滑肌等效应细胞而起作用的，如乙酰甲胆碱、组织胺等；间接激发物是通过介质或神经途径作用于效应细胞而起作用，如运动、冷空气、高渗盐水雾化吸入等。目前我国大部分肺功能室采用乙酰甲胆碱激发试验。直接激发试验敏感性高，但特异性低，而间接激发试验特异性高，因此，直接激发试验常用于排除诊断，间接激发试验用于诊断哮喘。

（一）支气管激发试验

激发试验是评价气道高反应的一种方法，而气道高反应是哮喘的一个很重要表现，因此在临床上激发试验主要是用于诊断不典型哮喘，具体指征如下。

1. 患者在一些情况下（如遇到冷空气、运动后、在车间等）出现咳嗽或胸闷。

2. 临床上怀疑哮喘，但用支气管扩张剂后肺量测定参数的变化不能诊断也不能排除哮喘时。

3. 慢性咳嗽（1个月以上）患者胸部 X 线检查未见异常，并且一般抗炎及对症治疗未见明显好转，排除一些明显的原因（如服用 ACEI、慢性咽炎）后。

试验前12~24小时，应停用降低气道反应性的药物如支气管扩张剂、激素、茶碱等。乙酰甲胆碱激发试验当日，将药物精确配制成不同的浓度，经雾化器产生 1.2~3.6 μm 的微粒，依一定的方法由低浓度开始逐次吸入气道。激发试验结果表达与判断通常使用的参数为 FEV_1 或比气道传导率（SGaw）。其中 SGaw 更为敏感（SGaw 下降40%有意义），但是变异性大、特异性较低。FEV_1 敏感性差，但重复性好，目前普遍采用 FEV_1 作为判断指标。当 FEV_1 降低基础值的20%时，不再给药，计算此时药物激发浓度 PC20 或 PD20，报告具体数值以判断气道高反应的程度（表16-1）。

表 16-1 支气管反应分类

PC20（mg/ml）	PD20（μg）	气道高反应程度
>16	>960	正常
4.0~16	240~960	临界
1.0~4.0	60~240	轻度（试验阳性）
<1.0	<60	中到重度

注：在使用此表之前必须符合以下情况：①基础状态下无气道阻塞；②肺量计操作质量良好；③激发试验后 FEV_1 显著恢复

如果已给予乙酰甲胆碱最高浓度（如 16 mg/ml）后，FEV_1 仍没有降至基础值的20%，那么 PC20 应报告为">16 mg/ml"。如果吸入稀释液后 FEV_1 下降即 >20%，PC20 就不报告了，而陈述为"吸入稀释液后肺功能有显著的降低，未给予乙酰甲胆碱"。在报告中还应包括每一次吸入药后的 FEV_1 值、降低的百分数、肺量计测定的质量、流速-容量曲线、试验终末时的症状和体征以及支气管舒张试验的结果。

有研究报道，直接激发试验对气道高反应性疾病的敏感性达 100%，但特异性仅 67%。哮喘是最常见引起气道高反应的疾病，激发试验对诊断哮喘的价值是 95%，否定哮喘的价值为 100%。需要注意的是，激发试验结果一定要关注气道高反应的程度，不要仅看阳性或阴性，重度阳性诊断哮喘的特异性要大大高于轻度阳性（图 16-7）。

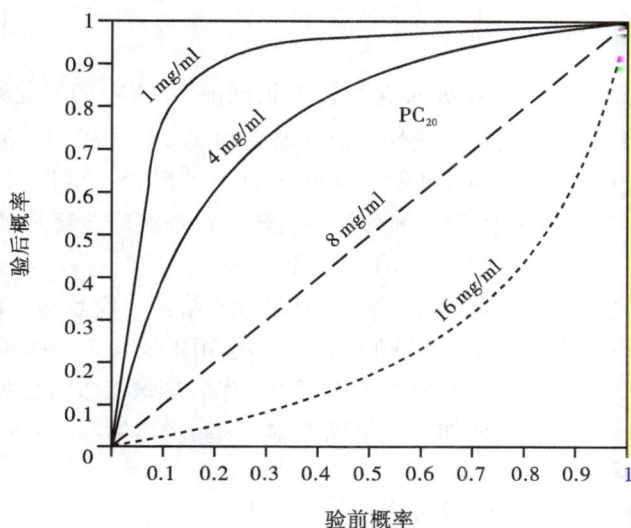

图 16-7　横坐标表示试验前从临床上判断哮喘的可能性（×100%），纵坐标表示结合临床和 PC20 最终诊断哮喘的可能性（×100%）

（二）运动激发试验

运动激发实验是一种间接的刺激因素，运动时，短时间内大量的气体进出气道，引起气道失水，进而诱发支气管痉挛。由运动诱发的气道狭窄称为运动性哮喘（exercise induced asthma，EIA）和运动性支气管痉挛（exercise inducedbroncho eonstraction，EIB）。因此，运动激发试验的适应证是有活动性呼吸困难，特别是青少年跑步后出现呼吸困难者，可先行乙酰甲胆碱激发试验，如阴性再做运动激发试验。因为乙酰甲胆碱激发试验阴性不能排除 EIB。

患者在运动试验前 48 小时停用抗组胺药物，测试前 4 小时应避免做剧烈运动。功率自行车是常用的运动设备，为了达到预计的通气量，可通过运动负荷和氧耗量及氧耗量和通气量的关系方程确定预计的运动负荷。如预计运动负荷（瓦）= （53.76×FEV_1）-11.07，运动时第 1 分钟负荷设在预计负荷的 60%，第 2 分钟的负荷为预计负荷的 75%，第 3 分钟 90%，第 4 分钟 100%。用这种方法 FEV_1 下降的重复性好。应使患者在 4 min 内达到预计心率或通气量，因为水份丢失的速度是诱发 EIB 的决定因素，如果在次极量运动时间过长，就会导致无反应。通气和心率可帮助确定是否达到预计的运动量，在达到预计运动量后应继续运动 4~6 min 再终止。

结果判断主要是根据 FEV_1。运动前、后肺功能应在坐位根据美国胸科学会推荐的方法进行测定，每次测定应做 2~3 次，最大与其次的 FEV_1 不应大于 0.2 L，每次选最大的 FEV_1 作为该次的 FEV_1。运动停止后 5、10、15、20、30 min 行肺功能测定。阳性反应的诊断标准尚有争议，FEV_1 降低 10% 以上被视为异常，15% 以上诊断 EIB 的可能性更大。阳性反应还可见于上气道异常，如杓状部分后移或声带功能异常，这些少见病例通过流速-容量曲线可以与 EIB 进行鉴别。

哮喘患者运动时最常见的问题是严重的支气管痉挛，支气管舒张剂和氧气应随时备用，运动全程需要氧饱和度监测。发生严重反应的患者均是肺功能不正常的患者，欧洲呼吸协会建议 FEV_1 应高于预计值的 75%。对高危患者有必要进行 12 导联的心电图监测。运动激发试验的禁忌证同乙酰胆碱激发试验。此外不稳定型心绞痛和恶性心律失常的患者也不适合做运动试验。

（三）支气管舒张试验

支气管舒张试验是通过测定患者吸入支气管扩张剂前后 FEV_1 的变化来判断气道阻塞的可逆性，舒张试验阳性也提示存在气道高反应性，但其潜在的病理生理机制与激发试验阳性可能不同。临床上主要用于诊断支气管哮喘。对于 $FEV_1 < 70\%$ 预计值的患者，当临床上怀疑哮喘时，可进行舒张试验。试验前 12 小时，停用 β_2 激动剂和茶碱类药，对于茶碱缓释片及色甘酸钠应停用 24 h，阿托品类药应停用 8 h，已用激素的可继续用维持量。

支气管舒张剂可以通过雾化、间隙正压呼吸或定量法给药。定量吸入装置（MDI）给予支气管舒张剂的重复性好，受试者先测定基础 FEV_1，然后用 MDI 吸入 200~400 μg β_2 激动剂，MDI 应稍离开患者张开的口腔，当患者吸气开始时，钦 MDI，患者应缓慢吸气至肺总量，屏气 3~5 s。如果患者不能很好配合，应采用雾化或加用一个储雾罐（spacer）给药，以保证吸进的药物量恒定。吸入后 15min 重复测定 FEV_1。

$$FEV_1 \text{ 改善率} = \frac{\text{吸药后 } FEV_1 - \text{吸药前 } FEV_1}{\text{吸药前 } FEV_1} \times 100\%$$

如改善率 ≥ 12%，并且用药后的 FEV_1 较用药前 FEV_1 增加 200 ml 以上，为阳性。SGaw 增加 30%~40% 有意义。

支气管舒张试验阳性有助于哮喘的诊断，但结果阴性则不足以据此否定哮喘的诊断，尤其是晚期重症患者或合并慢性支气管炎的哮喘患者。部分患者舒张试验后，FEV_1 无明显变化，但症状改善，运动耐量提高，可能是由于 RV 减少、VC 增加、弥散功能和通气/血流比的变化原因，故舒张试验阴性不能排除支气管扩张药治疗的益处。此外约 10% 的慢性阻塞性肺疾病患者支气管舒张试验可为阳性。

参考文献

［1］Crapo RO, Casaburi R, Coates AL, et al. Guidelines for methacholine and exercise challenge testing-1999. This official statement of the American Thoracic Society was adopted by the ATS Board of Directors, July 1999. Am J Respir Crit Care Med, 2000, 161（1）：309-329.

［2］Miller MR, Hankinson J, Brusasco V, et al. Standardisation of spirometry. Eur Respir J, 2005, 26（2）：319-338.

超声支气管镜及其临床应用

李时悦　罗为展
广州市呼吸疾病研究所

第 **17** 章

20 世纪 90 年代超声技术引入气道，从而开启了超声技术在呼吸系统应用的新时代，对呼吸系统疾病的诊断、治疗发生了重大、深远的影响。气道内超声（endobronchial ultrasound，EBUS）技术是介入呼吸病学领域近年来的重大进展之一，同时气道内超声技术也是目前临床上应用较广泛、非常实用的技术。

EBUS 也称支气管内超声，根据超声探头可分为 2 种类型：凸面探头 EBUS（convex probe endobrochial ultrasonography），也称扇形超声；径向式扫描超声（radial type high-frequency ultrasonography），也称环形扫描超声、辐射状扫描超声。由于两者的形状不同，其适用范围、侧重点也有所不同。本章重点介绍扇形扫描超声支气管镜及其临床应用。

一、原理及器械

凸面超声探头搭载于支气管镜的前端而形成了一体化的超声光纤电子支气管镜（convex probe endobronchial ultrasound bronchoscope），简称超声支气管镜，超声支气管镜外径 6.9~7.5 mm，前端凸面超声探头扫描范围为 60°~75°，像一扇形，故称扇形超声，工作通道 2.0~2.2 mm，远端有一定的角度、开口呈一斜面，穿刺针经支气管镜工作通道伸出来刚好是前端超声探头扫描的范围。因此，检查时通过调整支气管镜位置、超声探头扫描找到病灶处并固定，这时经支气管镜关出穿刺针就位于扇形超声扫描的范围（病灶），从而可以在超声实时引导下进行穿刺进入病灶，实现了气道内超声实时引导经支气管针吸术（real-time endobronchial ultrasound-guided transbronchial needle aspiration，EBUS-TBNA）。同时，扇形超声扫描还有多普勒的功能，应用多普勒功能可以对扫描的区域或病灶辨别是否有血管以及血液供应情况。最近开发的一些超声主机带有超声弹性成象技术功能，可以了解病灶的软硬度，从而增加对病灶性质的了解及判断。由于对穿刺的病灶及周围的结构可视，定位准确，超声实时引导下操作，明显地提高了 TBNA 的准确性及效率，同时也具有很高的安全性。

目前市面上有三家公司生产的扇形超声支气管镜可供选择，各个厂家的设备大同小异。设备的构造、功能基本相同，主要由三部分组成。

（一）超声主机

超声主机可以是较精致的超声仪，与电子支气管镜的主机大小相仿，一起放在支气管镜的台车上，使用较方便，但功能也较简单；也可以是体积较大、功能强大的临床常规使用的超声仪，除可在超声支气管镜应用外，也可以广泛应用在临床其他方面，由于体积较大，需要外接超声主机。不同仪器超声频率有所不同，目前有 7.5、10、12 MHz，对引导穿刺来说，7.5 MHz 的频率完全可以清楚的显示病灶，对需要更高质量显示病灶的超声声像，可以选用频率较高的超声，但其扫描深度会较浅。

（二）超声光纤电子支气管镜

基本的构造是超声支气管镜前端搭载凸面的超声探头，扫描范围为 60°~75°；支气管镜可以是纤维支气管镜，近年来还研制出电子支气管镜，使支气管镜的图像更加清晰，其先端部外径为 6.90~7.45 mm。超声支气管镜的工作通道是 2.0~2.2 mm，远端有一定的角度、开口呈一斜面，因此穿刺针穿出支气管镜时有一角度，刚好落在超声扫描（病灶）的范围。凸面超声探头一般需要套上一个专用的水囊并注水，这样可以使探头更好地与气道壁接触，从而获得清晰的超声声像。不同厂家超声支气管镜的型号及参数见表 17-1。

表 17-1 不同厂家生产的超声支气管镜型号及参数

公司	奥林巴斯	宾得	富士
型号	BF-UC260FW	EB-1970UK	EB-530US
超声主机系统	EU-ME1	HITACHI	SU-8000
通道内径（mm）	2.2	2.0	2.0
外径（mm）	6.3	6.3	6.3
先端部外径（mm）	6.9	7.45	6.7
弯曲角度（上/下,°）	120°/90°	120°/90°	130°/90°
扫描范围	60°	75°	65°
视野方向	35°向前斜视	45°向前斜视	10°向前斜视

（三）穿刺针

可以是生产厂家的专用穿刺针，也可以使用通用的穿刺针，基本的结构是外套管、针头、针芯、固定装置，以及用于产生负压的注射器，均为一次性使用。穿刺距离可以调节，一般在 20 mm 以上，穿刺针的外径为 21 G、22 G。近年来国外还开发出针状的穿刺活检钳，以增加穿刺活检的标本量。

二、操作要点及注意事项

（一）术前准备

1. 病史询问、体格检查。

2. 血常规、胸部 CT（增强）或 PET-CT 等检查，有血液系统等出、凝血功能异常者检查出凝血时间。

3. 签署知情同意书。

4. 术前禁食 4~6 h。

5. 建立静脉通路、血氧及心率监测。

6. 检查超声支气管镜在正常的工作状态，末端套上水囊，注水、排气，注水后水囊检查没有气泡。

7. 检查穿刺针伸出、退回顺畅，各个部件调节正常。

（二）技术操作

1. 操作步骤

（1）麻醉：①局部麻醉+镇静+镇痛：在支气管镜检查常规麻醉检查上，加上静脉的镇静和镇痛。镇静一般可用咪唑安定，首次 2 mg 静脉注射。镇痛可采用杜冷丁、芬太尼、舒芬太尼等药物，芬太尼首次一般可以静脉 50 mg，舒芬太尼首次 5 μg 静脉注射。必要时可追加，年老、体质差的患者首次的镇静、镇痛药应酌情减量。②静脉麻醉：绝大多数患者可以在上述麻醉下顺利地接受检查，个别不耐受患者或特殊情况下，可采用静脉麻醉喉罩、气管插管、硬镜下完成操作。

（2）常规支气管镜检查：由于超声支气管镜直径较大、且弯曲的角度较小，很难全面对气道进行常规的检查，因此，建议在超声支气管镜检查前先以常规支气管镜进行气道的检查，以发现可能的气道病变。新近开发的超声支气管镜由于采用 10° 前倾，且是电子支气管镜，图像清晰度、观察的视野有很大的改善，但由于直径较大，难以进入到上叶或段支气管进行观察。

（3）进入路径：可以经口、经鼻腔、经气管插管（喉罩、气管套管、硬镜等）进入。经口是最常采用的途径，70%~80%的国内患者可以经鼻腔进镜。根据不同情况采用不同的进镜路径。

（4）进镜及观察：以超声支气管镜对气道进行超声观察，对病灶的区域进行详细的检查和记录，基本的指标是病灶大小、形状。建议可能的话，观察其他灰阶超声声像特征，如边界、回声高低、回声是否均匀、凝固性坏死、钙化、融合和后方回声增强等特征，这些特征有助对病灶性质进行初步的判断。同时，超声支气管镜还有能量多普勒功能，可以辨别病灶是否有血管及血液供应情况。有条件可进一步观察弹性成像等超声指标，进一步了解病灶的特性。

（5）穿刺：观察并确定穿刺部位后，根据超声声像调整支气管镜在最佳的穿刺位置进行穿刺，在超声证实穿刺针在病灶后，退出针芯，穿刺针上端经三通接头连接已带有负压（一般是 10~20 ml）的注射器，连接后打开负压，在超声实时监测下，穿刺针在病灶内进行来回抽吸，一般是 10~15 次，如果需要较多的标本，穿刺冲洗次数可适当增加。抽吸的范围衣病灶大小而定。

2. 操作技巧 ①尽量避开软骨环：镜身是纤维支气管镜时，加上穿刺时支气管镜紧压管壁，视野可能不太清晰，对软骨环位置的观察有一定的影响，电子镜则视野较清晰。进针前先观察好软骨环的位置，如进针时不易刺入管壁，可能刺到软骨，退出针头，重新选择合适的穿刺点。②助手的配合：助手的配合非常重要。穿刺进针时，助手的同步助推很重要。③感受针尖人外套管出来后才用力刺入管壁：由于穿刺针刺入管壁时需要一定的力量，但切忌暴力，要在穿刺针尖从外套管出来后才开始用力，这样避免无效的穿刺或用力不当损坏穿刺针或支气管镜。④抽吸时方向的变化：穿刺针刺入病灶后进行来回抽吸时，尽量在超声的引导及提示下，对不同的方向进行抽吸，不但抽吸病灶中央，也要抽吸病灶边缘，这样标本更有代表性，且可以避免抽吸一个方向时由于局部病变坏死造成的假阴性。

（三）注意事项

1. 麻醉 良好的麻醉是完成操作的基本保障，因此，基本的气道表面麻醉加上静脉镇静、镇痛是必要的。对于上述麻醉还不能耐受的患者，应考虑静脉麻醉。

2. 标本的处理 由于穿刺针多数采用较小的 22 G，标本量可能不会很大，正确的标本处理方法非常重要。

3. 现场细胞学检查　有条件的单位在穿刺时可请病理医师行现场细胞学检查，对穿刺出来的细胞涂片进行快速染色后现场检查，可以明确细胞的类型。如无淋巴细胞，提示可能没有穿刺到淋巴结，需要重新穿刺；如果可见淋巴细胞，但未见特异性的细胞（表现），说明已经穿刺到淋巴结，如临床上考虑淋巴结有病变，需要再次穿刺；如可见特异性细胞（或表现），说明穿刺已达到诊断的目的。

4. 穿刺次数　如有现场细胞学检查，细胞学已明确诊断则可完成操作。如无现场细胞学检查，一般推荐穿刺 2~3 次，当然也要结合每次穿刺的标本量。如需要行分子病理学的相关检查，一般推荐要 4~6 次以上。

三、临床应用

超声支气管镜的适应证主要有：（1）肺癌：①不明原因肺门及纵隔淋巴结肿大的诊断；②分期，包括术前分期、术后评估、化疗后重新分期等。（2）肺门纵隔的其他病变的诊断，如结节病、结核、淋巴瘤等。（3）纵隔病变的治疗：如纵隔囊肿、纵隔肿瘤在超声引导下精确抽液、注射药物、放射性粒子植入、消融等。超声支气管镜的禁忌证与支气管镜检查的禁忌证基本相同。

目前超声支气管镜在临床主要应用在以下几方面：

（一）肺癌的诊断及其分期

Yasufuku 比较 EBUS-TBNA、CT 和 PET-CT 对肺癌淋巴结分期价值，共入选 102 例拟手术的患者，手术前行 CT、PET 和 EBUS-TBNA 检查，结果显示，CT、PET 和 EBUS-TBNA 对肺门纵隔淋巴结的诊断敏感性分别为 76.9%、80.0% 和 92.3%，特异性分别为 55.3%、70.1% 和 100%，诊断准确率分别为 60.8%、72.5% 和 98.0%，该研究说明了 EBUS-TBNA 对于纵隔肺门肺癌及淋巴结转移诊断的效率，也说明了 EBUS-TBNA 对肺门纵隔淋巴结的诊断敏感性、特异性均高于 CT 或 PET。Herth 等报道了对 502 例患者行 EBUS-TBNA，共穿刺了 572 个淋巴结，其中 535 个（94%）获得诊断，淋巴结的直径为 0.8~3.2 cm，平均（1.6±0.36）cm，诊断敏感性为 92%，特异性为 100%，阳性预测值为 93%，没有发生严重的并发症。Herth 进一步研究 EBUS-TBNA 对直径小于 1 cm 病灶的诊断价值，检查 100 个患者的 119 个淋巴结，淋巴结直径 5~10 mm，平均为 8.1 mm，EBUS-TBNA 诊断的敏感性为 92.3%，特异性 100%，阴性预测值为 96.3%，其中 19 例恶性淋巴结被 EBUS-TBNA 确诊，2 例被漏诊，所有的诊断都通过外科手术证实，未出现严重的并发症，这也说明 EBUS-TBNA 对直径 <10 mm 的淋巴结的诊断效率也很高。由于 EBUS-TBNA 对肺门纵隔肺癌诊断及其分期具有重要价值，美国胸科医师协会推荐把 EBUS-TBNA 作为肺癌分期优先选择的重要手段之一。

（二）肺门纵隔良性病变

一项荟萃分析表明，在 15 个研究中心共 553 个肺门纵隔淋巴结结节病行 EBUS-TBNA，所有研究均使用 22 G 穿刺针，其诊断率为 54%~93%，诊断准确率 79%，是否行现场快速细胞学检测差异无统计学意义，前瞻性研究诊断率比回顾性研究高（83.9% 比 74.3%）。因此，EBUS-TBNA 应作为诊断肺门纵隔淋巴结结节病的重要诊断手段。Hassan 等报道了利用 EBUS-TBNA 对 24 例孤立结节性肺门纵隔淋巴结结核进行检查，确诊 19 例，其中病理诊断 16 例，抗酸染色阳性 5 例，结核菌培养阳性 12 例，其准确率、灵敏度、特异性、阳性预测值、阴性预测值分别为 79%、95%、100%、100%、80%。解桢等回顾性总结 38 例临床考虑肺门纵隔淋巴结结核患者经 EBUS-TBNA 检查的结果，共穿刺 88 组淋巴结，明确诊断 34 例（89.47%）。以上均表明 EBUS-TBNA 是一种安全有效的诊断肺门纵隔淋巴结结核、结节病等良性病变的方法。

（三）分子检测及相关研究

EBUS-TBNA 取得的标本除用于常规病理检查外，还可以进行分子检测及相关研究。Jurado 对 56 例诊断为肺腺癌的患者行 EBUS-TBNA，并且按照 EGFR、Kras、ALK 的顺序检测。93%（52 例）的肺癌患者有足够的 EBUS-TBNA 穿刺组织量行全部或者部分 EGFR、Kras、ALK 的检测，EGFR、Kras、ALK 的阳性率分别为 10%、25%、12%，认为 EBUS-TBNA 可以提供足够的组织量行分子检测。

（四）超声声像特征的分析

临床上可以根据超声声像的特点对病变性质进行分析，随着 EBUS-TBNA 的普遍应用，近年来也逐步关注 EBUS-TBNA 下对病变超声特点的分析、研究。2010 年 Fujiwara 等报道了使用 EBUS 对 1 061 枚肺门纵隔淋巴结的声像特征进行分析，发现转移性淋巴结存在圆形、边缘清晰、回声不均匀、凝固性坏死的特征。Imai 等发现回声是否均匀和淋巴结存在与否可鉴别结节病和肺癌引起的肺门纵隔淋巴结肿大。我们分析了 EBUS-TBNA 检查的 390 枚肺门纵隔淋巴结的灰阶超声声像特征，筛选出短径长度、形态、边界、回声高低、回声是否均匀、凝固性坏死、钙化、融合和后方回声增强 9 个特征，应用二分类多因素 logistic 回归分析表明，圆形、边界清晰、回声不均匀、低回声、后方回声增强 5 个声像特征对判断恶性淋巴结有意义，联合多个超声声像特点有助于预测病变的性质。此外，超声彩色多普勒血流显像、弹性成像等超声特征也有助于对肺门纵隔病变性质的判断。

（五）治疗方面的应用

在超声精确的定位及引导下，经穿刺针精确地刺入病灶，进行放射性粒子的植入、药物注射、消融等方法对病灶进行治疗，也显示了很好的前景。Hohenforst-Schmidt 报道经 EBUS-TBNA 对晚期肺癌患者纵隔转移淋巴结局部注射顺铂并结合其他治疗取得了初步了疗效。国内也有报道经 EBUS-TBNA 对肺门纵隔肿瘤局部精准植入放射性粒子进行局部放疗取得了初步的疗效。

四、评述

TBNA 作为介入呼吸病学的重要技术其作用已不言而喻，而在经典 TBNA 的基础上把超声技术联合起来，更是如虎添翼。在超声实时引导下的 TBNA，可以精准地刺入病灶，并在超声的指导下对病灶抽吸深度、方向进行可控的操作，也可以通过超声声像的特点对病灶的性质进行初步的分析，了解病灶是否有血管及血供情况，具备可视、可控、精准、阳性率高、安全的特点，是 TBNA 发展史的里程碑，已被美国胸科医师协会（ACCP）作为肺癌分期中推荐的手段之一。目前已证实，在小病灶、良性病变（如结节病）等方面 EBUS-TBNA 有明显的优势。同时，随着相关技术的发展，EBUS-TBNA 向治疗方面发展，如在超声引导下通过 TBNA 进行放射性粒子的植入、药物注射、消融等方法进行恶性肿瘤的治疗，也显示了很好的前景。

当然，作为一项技术，也有其不足的地方，EBUS-TBNA 需要昂贵的专用设备，并且超声支气管镜的直径较常规支气管镜粗，弯曲角度也有限制，对小儿、较远端的气道如 11 组、12 组淋巴结穿刺时较困难。

参考文献

［ 1 ］ Yasufuku K, Chiyo M, Sekine Y, et al. Real-time endobronchial ultrasound-guided transbronchial needle aspiration of mediastinal and hilar lymph nodes. Chest, 2004, 126: 122-128.

［ 2 ］ 李时悦, 陈小波, 何颖, 等. 气道内超声实时引导下经支气管针吸术对肺癌纵隔肺门淋巴结诊断价值初步研究. 中华医学杂志, 2009, 89 (24): 1672-1675.

［ 3 ］ Jurado J, Saqi A, Maxfield R, et al. The efficacy of EBUS-guided transbronchial needle aspiration for molecular testing in lung adenocarcinoma. Ann Thorac Surg, 2013, 96 (4): 1196-1202.

［ 4 ］ Agarwal R, Aggarwal AN, Gupta D. Efficacy and safety of conventional transbronchial needle aspiration in sarcoidosis: a systematic review and meta-analysis. Respir Care, 2013, 58 (4): 683-693.

［ 5 ］ Murakami Y, Oki M, Saka H, et al. Endobronchial ultrasound-guided transbronchial needle aspiration in the diagnosis of small cell lung cancer. Respir Investig, 2014, 52 (3): 173-178.

［ 6 ］ Fujiwara T, Yasufuku K, Nakajima T, et al. The utility of sonographic features during endobronchial ultrasound-guided transbronchial needle aspiration for lymph node staging in patients with lung cancer: a standard endobronchial ultrasound image classification system. Chest, 2010, 138 (3): 641-647.

［ 7 ］ Herth FJ, Ernst A, Eberhardt R, et al. Endobronchial ultrasound-guided transbronchial needle aspiration of lymph nodes in the radiologically normal mediastinum. Eur Respir J, 2006, 28 (5): 910-914.

［ 8 ］ Rivera MP, Mehta AC, Wahidi MM. Establishing the diagnosis of lung cancer: Diagnosis and management of lung cancer, 3rd ed: American College of Chest Physicians evidence-based clinical practice guidelines. Chest, 2013, 143 (Suppl 5): e142S-165S.

［ 9 ］ Nakajima T, Yasufuku K. How I do it-optimal methodology for multidirectional analysis of endobronchial ultrasound-guided transbronchial

needle aspiration samples. J Thorac Oncol, 2011, 6 (1): 203-206.

［10］ Asano F, Aoe M, Ohsaki Y, et al. Complications associated with endobronchial ultrasound-guided transbronchial needle aspiration: a nationwide survey by the Japan Society for Respiratory Endoscopy. Respir Res, 2013, 14: 50.

［11］ Yasufuku K, Nakajima T, Motoori K, et al. Comparison of endobronchial ultrasound, positron emission tomography, and CT for lymph node staging of lung cancer. Chest, 2006, 130 (3): 710-718.

［12］ Agarwal R, Srinivasan A, Aggarwal AN, et al. Efficacy and safety of convex probe EBUS-TBNA in sarcoidosis: a systematic review and meta-analysis. Respir Med, 2012, 106 (6): 883-892.

［13］ 解桢, 赵辉, 郑红芳, 等. 支气管内超声引导针吸活检术 (EBUS-TBNA) 在胸内淋巴结结核诊断中的应用价值. 中华胸心血管外科杂志, 2013, 29 (12): 739-742.

［14］ Hassan T, McLaughlin AM, O'Connell F, et al. EBUS-TBNA performs well in the diagnosis of isolated thoracic tuberculous lymphadenopathy. Am J Respir Crit Care Med, 2011, 183 (1): 136-137.

［15］ Fujiwara T, Yasufuku K, Nakajima T, et al. The utility of sonographic features during endobronchial ultrasound-guided transbronchial needle aspiration for lymph node staging in patients with lung cancer: a standard endobronchial ultrasound image classification system. Chest, 2010, 138 (3): 641-647.

［16］ Imai N, Imaizumi K, Ando M, et al. Echoic features of lymph nodes with sarcoidosis determined by endobronchial ultrasound. Intern Med, 2013, 52 (13): 1473-1478.

［17］ Hohenforst-Schmidt W, Zarogoulidis P, Darwiche K, et al. Intratumoral chemotherapy for lung cancer: re-challenge current targeted therapies. Drug Des Devel Ther, 2013, 7: 571-583.

［18］ Herth FJ, Eberhardt R, Vilmann P, et al. Real-time endobronchial ultrasound guided transbronchial needle aspiration for sampling mediastinal lymph nodes. Thorax, 2006, 61 (9): 795-798.

呼吸病学新进展试题

一、单选题（以下每一题有 5 个备选答案，请从中选择 1 个最佳答案，并在答题卡上将相应字母所属的圆圈涂黑）（共 30 分）

1. 肥胖低通气综合征的主要治疗是（　　）
   A. 药物治疗
   B. 腭垂软腭成形术
   C. CPAP 治疗
   D. BiPAP 治疗
   E. 自动 CPAP 治疗

2. 下列哪个肺功能指标可以反映动态肺过度充气（DH）（　　）
   A. FEV_1
   B. FVC
   C. IC
   D. DL_{CO}
   E. TLC

3. 肺癌姑息治疗的特点，哪项不符合（　　）
   A. 积极的对症支持治疗
   B. 贯穿于肺癌诊断治疗的全过程
   C. 早期姑息治疗纳入肿瘤标准治疗
   D. 为早期患者提供根治性抗肿瘤治疗的保障
   E. 对肿瘤晚期患者的放弃或消极治疗

4. 临床上，一般不通过流速-容积环来评价（　　）
   A. 是否存在小气道阻塞
   B. 支气管扩张剂的疗效
   C. 呼吸系统顺应性
   D. 内源性呼气末正压（PEEPi）
   E. 呼吸回路中有无漏气

5. 妊娠期深静脉血栓形成患者应使用哪种药物进行治疗（　　）
   A. 华法林
   B. 阿司匹林
   C. 低分子肝素
   D. 利伐沙班
   E. 达比加群

6. 以下哪项基因突变检查被列入肺癌临床治疗的推荐指南（　　）
   A. *EGFR*
   B. *K-RAS*
   C. *VEGF*
   D. *p53*
   E. *TNF-α*

7. 一直被认为是分离和鉴定病毒的"金标准"是（　　）
   A. 细胞培养法
   B. 直接镜检法
   C. 核酸检测法
   D. 血清学检测法
   E. 以上都不是

8. 2013 版 GOLD 中，关于 COPD 急性加重的定义，正确的是（　　）
   A. 咳嗽、咳痰症状加重
   B. 气短加重
   C. 活动受限
   D. 呼吸系统症状恶化，超出日常的变异，并且导致需要改变之前的药物治疗
   E. 出现呼吸衰竭的表现

9. 哮喘降阶梯治疗的主要目标是（　　）
   A. 最低级治疗和最小剂量激素维持控制
   B. 不良反应最小的治疗药物
   C. 最少的治疗药物
   D. 最好的治疗效果
   E. 最低的治疗价格

10. 2011 年 ATS 推荐的成人及儿童的 FENO 正常上限分别为（　　）
    A. 25 nl/L、20 nl/L
    B. 33 nl/L、25 nl/L
    C. 33.1 nl/L、15.7 nl/L
    D. 54 nl/L、24 nl/L
    E. 39 nl/L、35 nl/L

二、多选题（以下每一题有 5 个备选答案，请从中选择所有的正确答案，并在答题卡上将相应字母所属的圆圈涂黑）（共 30 分）

11. 影响 FENO 水平测定结果的因素有（　　）
    A. 年龄
    B. 特异质
    C. 性别
    D. 吸烟
    E. 吸入性激素的使用

12. 以下哪几项是目前临床研究中常用于肺癌早期分子标志物诊断的体液标本（　　）
    A. 气管镜刷检标本
    B. 外周血

C. 呼出气冷凝液　　　　　D. 痰液

E. 尿液

13. 目前可用于预防 COPD 急性加重的主要药物有（　　）

A. 安噻玛

B. 噻托溴铵

C. 沙美特罗/氟替卡松

D. 羧甲司坦

E. 罗氟司特

14. 肺癌所致呼吸困难主要与下述原因有关（　　）

A. 肿瘤组织直接侵犯肺组织

B. 肿瘤相关的并发症（如阻塞性肺炎和胸腔积液）

C. 肿瘤治疗相关的并发症（如间质性肺炎、肺栓塞）

D. 呼吸系统的并发症（如哮喘、慢性阻塞性肺疾病等）

E. 其他并发症（如焦虑、抑郁状态）

15. 以下哪些是发生静脉血栓栓塞（VTE）的主要危险因素（　　）

A. 剖宫产　　　　　B. 产后出血 > 1000 ml

C. 产后感染　　　　D. 先兆子痫

E. 心脏病

16. 肥胖低通气综合征的定义是（　　）

A. 肥胖

B. 高碳酸血症

C. 睡眠呼吸疾病

D. 排除其他引起低通气的疾病

E. 代谢综合征

17. 关于肺动脉高压的诊断和治疗，以下哪些阐述是错误的（　　）

A. 右心导管检查风险较大，不宜常规推荐给肺动脉高压患者

B. 由于波生坦、伊洛前列素等降肺动脉高压药费用昂贵，可以考虑先给予钙通道阻断药

C. 药物价格越贵，疗效越好

D. 药物治疗疗效不佳者，需要考虑肺移植治疗

E. 慢性血栓栓塞性肺动脉高压最主要的治疗手段是肺动脉内膜剥脱术

18. 下列哪些胸腔积液检查结果提示临床上应给予引流（　　）

A. 胸腔积液厚度<10 mm

B. 胸腔积液为包裹性

C. 胸腔积液细菌培养阳性

D. 胸腔积液葡萄糖>2.2 mmol/L

E. 胸腔积液 pH<7.00

19. 文献报道家庭无创正压通气用于治疗下列哪些疾病引起的慢性呼吸衰竭（　　）

A. COPD　　　　　　B. 间质性肺疾病

C. 神经肌肉疾病　　　D. 脑血管意外

E. 胸廓疾病

20. 关于采用胸部低剂量 CT 扫描进行肺癌筛查的叙述，正确的是（　　）

A. 低剂量 CT 筛查肺癌，检出的肺癌多为 Ⅰ 期

B. 经胸部低剂量 CT 检出的肺癌 5 年生存率较高

C. 采用胸部低剂量 CT 筛查肺癌可降低肺癌死亡率

D. 低剂量 CT 检出肺结节的能力是胸部 X 线片的 3 倍

E. 目前胸部低剂量 CT 筛查肺癌已被全球多个国家和医疗机构推荐使用

三、问答题（共 40 分）

21. 简述肥胖低通气综合征的发病机制。

22. 简述肺癌患者的症状。

23. 分子标志物根据适用的人群可以分为哪几类？

24. FENO 检测对于支气管哮喘的诊疗有何意义？

25. 危重症患者肠内营养时避免引起吸入性肺炎的措施是什么？

学员注册登记表

姓　名		年　龄		性　别	
科　别		学　历		职　称	
工作单位				电话（办）	
通讯地址					
邮政编码		传　真		电话（宅）	
手　机		电子邮箱			

编　号		成　绩		阅卷人	

答 题 卡 （呼吸病学新进展）

注1：请将每一题所选项后的圆圈完全涂黑，例"●"。

1. A○ B○ C○ D○ E○		11. A○ B○ C○ D○ E○
2. A○ B○ C○ D○ E○		12. A○ B○ C○ D○ E○
3. A○ B○ C○ D○ E○		13. A○ B○ C○ D○ E○
4. A○ B○ C○ D○ E○		14. A○ B○ C○ D○ E○
5. A○ B○ C○ D○ E○		15. A○ B○ C○ D○ E○
6. A○ B○ C○ D○ E○		16. A○ B○ C○ D○ E○
7. A○ B○ C○ D○ E○		17. A○ B○ C○ D○ E○
8. A○ B○ C○ D○ E○		18. A○ B○ C○ D○ E○
9. A○ B○ C○ D○ E○		19. A○ B○ C○ D○ E○
10. A○ B○ C○ D○ E○		20. A○ B○ C○ D○ E○

注2：解答21~25题请按题目要求详细阐述，如果版面不够使用，可以另附A4规格的纸张补充，并与答题卡一并寄回《国家级继续医学教育项目教材》编辑部。

21. 简述肥胖低通气综合征的发病机制。

22. 简述肺癌患者的症状。

23. 分子标志物根据适用的人群可以分为哪几类？

24. FENO 检测对于支气管哮喘的诊疗有何意义？

25. 危重症患者肠内营养时避免引起吸入性肺炎的措施是什么？

联系方式：北京市东四西大街42号中华医学会121室《国家级继续医学教育项目教材》编辑部收（邮编：100710）

电　话：010-8515 8455　8515 8590　6521 1202　6521 1203

国家级继续医学教育项目教材

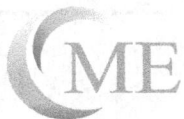

学习培训及学分申请办法

一、《国家级继续医学教育项目教材》系国家卫生和计划生育委员会科教司、全国继续医学教育委员会批准，由全国继续医学教育委员会、中华医学会联合主办，中华医学电子音像出版社编辑出版，该教材面向全国医学领域不同学科、不同专业的临床医生，专门用于继续医学教育培训。

二、学员学习教材后在规定时间内（以出版日期为起点，期限 1~2 年）可向本教材编委会申请继续医学教育 Ⅱ 类学分证书，具体办法如下：

1. 学习者将"学员注册登记表"、"答题卡"一并寄回，编委会将根据学科内容和答题情况，组织专家对学员成绩进行考核。成绩优秀者经申请可授予 Ⅱ 类学分证书。学分申请费用每份 30 元（含登记、阅卷、评审、邮寄和学分证成本费用）。

2. "学员注册登记表""答题卡"及学分申请费用请寄至：100710 北京市东四西大街 42 号中华医学会 121 室《国家级继续医学教育项目教材》编委会康彤威收，电话：010-8515 8455/8515 8590/6521 1202/6521 1203。

3. 编委会收到"学员注册登记表"、"答题卡"及学分申请费用后，将按规定申领继续医学教育 Ⅱ 类学分证书并统一寄邮给学员。

三、学员在解答试题过程中，必须注意和遵守以下规定：

1. 答题卡用黑色或蓝色的钢笔、圆珠笔填写，正楷字体书写，字迹务必清晰。如果字体、字迹模糊不清，将影响阅卷成绩。

2. 学员必须在规定的时间（以出版日期为起点，期限 1~2 年）完成试题，并把试题寄回编委会，由编委会组织专家审阅。

3. 学员必须独立完成试题的解答工作，不得抄袭或替代，凡是有笔迹一致、内容雷同的试题，经编委会核实后，一律取消其成绩。

4. 解答试题，如果版面不够使用，可以另附 A4 规格的纸张补充，并与答题卡一并寄回。

四、使用本教材面授培训请关注本教材编委会的报名通知，参加者可授予 Ⅰ 类学分。

《国家级继续医学教育项目教材》编委会